麻酔科医の「学び方」

―未来のエキスパートを目指して―

［編集］駒澤 伸泰
［香川大学医学部地域医療共育推進オフィス］

克誠堂出版

執筆者一覧 （執筆順）

駒澤　伸泰　　香川大学医学部地域医療共育推進オフィス

植木　隆介　　兵庫医科大学麻酔科学講座

羽場　政法　　ひだか病院麻酔科

渡部　達範　　新潟大学医歯学総合病院麻酔科

古谷　健太　　新潟大学医歯学総合病院麻酔科

助永　親彦　　隠岐広域連合立隠岐病院麻酔科

伊藤　芳彰　　国立循環器病研究センター麻酔科

上村　和紀　　国立循環器病研究センター研究所循環動態制御部

森永　將裕　　国立循環器病研究センター麻酔科

細川　幸希　　昭和大学医学部麻酔科学講座

前田　琢磨　　国立循環器病研究センター麻酔科

序文

「手術」「痛み」「ショック」がある限り、麻酔科学は永遠に不滅です
～でも、変化に対応できる教育体制が必要不可欠です～

　医育機関の役割は「臨床・研究・教育」であり、麻酔科も同様です。しかし、臨床と研究の多忙さゆえに、どうしても教育が切り離されがちです。中学や高校は「教育」成果が主目的であり、研究所は「研究」成果が主目的です。しかし、医学部や臨床研修指定病院などの医育機関は「教育」を避けて通れません。

　教育とはいわゆる教授・准教授・講師を始めとする教員のみが行うものではありません。すべての麻酔科系医育機関において、「専攻医が在籍してくれている」ことは有難いことですし、ローテーションの短期研修医がいてくれることも嬉しいことです。これはマンパワー的な観点だけではありません。指導スタッフ間で、育てていこうという一体感が醸成されますし、専攻医が学ぼうとする姿勢をみることで、生涯学習姿勢も生まれると思います。

　総括すると麻酔科における教育とは臨床・研究の基盤です。

　そのように重要な教育ですが、現在麻酔科医に関連した医学教育書籍はありません。そこで、私は麻酔科を臨床背景にもつ医学教育専門家（日本医学教育学会の認定資格）として、有志とともに、医学教育書籍を作成してみました。

　専攻医はいずれ専門医となり、指導者となります。そのため、第 1 章を専門医になるまで、第 2 章を専門医になってから、というように分類しました。また、ところどころに、学び方改革のための医学教育理論について記載させていただきました。

　本書を編集する中で、私を育てていただいた数多くの指導医の顔が浮かびました。箸にも棒にもかからない痛ましいレジデントであった私をこれまでご指導いただいた兵庫医科大学麻酔科学講座の太城力良先生・上農喜朗先生・西　信一先生・安宅一晃先生（当時）、教育専攻の機会をいただきました大阪医薬科大学医学部麻酔科学教室の南　敏明先生を始めとする学兄学姉に思いをはせつつも、すでに故人となられた方に哀悼の意を感じます。そして、自らが学兄学姉からいただいたスピリットを次世代に継承する時期であることを痛感しています。

v

先の見えないデータ駆動型・AI 社会を迎えるわれわれですが、激動の中でも「人間とは何か」「医学とは何か」を模索しつつ、最適解を実践しなくてはなりません。麻酔科医の位置づけも変化していくと思いますが、「手術、痛み、ショックがある限り、麻酔科学は永遠に不滅」と信じています。そして、その麻酔科学のアートとサイエンスを適正な時代変化に対応しつつ継承していくためにも医学教育は必要不可欠です。そして、この AI 時代においてこそ、「学び方改革」が必要不可欠で、「いかにして学ぶか」を皆さんに考え続けてほしいと思います。

　心臓麻酔・小児麻酔・ペインクリニックを苦手としており、周術期管理と少々の緩和医療が専門の私にとって、周術期管理チームなどの多職種連携教育やシミュレーション教育は唯一麻酔科界に貢献できるものだと思います。この書籍は私の知る限り、麻酔科医の「学び方」に関する最初の系統的書籍です。本書をたたき台として、若い皆さんが「学び方」を革新することを期待します。
　この書籍が、麻酔科専攻医の皆さんの学び方改革につながることを祈念します。

　　　2024 年 9 月吉日
香川大学医学部地域医療共育推進オフィス特命教授
駒澤伸泰

目次

1章 学ぶ側も教える側も意識改革

1 臨床現場でのアクティブラーニングこそ第一 …………………… 2
2 指導医とのコミュニケーション ……………………………………… 6
3 もっとも大切な「症例」の振り返り（デブリーフィング）……… 12
4 症例報告の学会発表と学術雑誌への投稿へ向けて注意すべきこと
　…………………………………………………………………………… 20
5 二次救命処置講習会を受ける際のポイント ……………………… 26
6 シミュレーションの学びを臨床へ還元するために意識すべきこと
　…………………………………………………………………………… 30
7 超音波ガイド下神経ブロックの学び方 …………………………… 34
8 困難気道管理の学び方 ……………………………………………… 40
9 超音波ガイド下中心静脈穿刺の学び方 …………………………… 46
10 ペインクリニック短期研修の学び方 ……………………………… 52
11 緩和医療短期研修の学び方 ………………………………………… 58
12 集中治療短期研修の学び方 ………………………………………… 62
13 心臓血管外科麻酔の学び方 ………………………………………… 74
14 小児麻酔の学び方 …………………………………………………… 86
15 産科麻酔の学び方 …………………………………………………… 92
16 麻酔科外勤における学び方と心得 ………………………………… 100
17 超高齢者麻酔の学び方 ……………………………………………… 106
18 麻酔科専門医試験へ向けた学び方 ………………………………… 112

2章 多職種協働、生涯学習を意識する

1 手術室看護師との連携を学ぶためには……………………………… 118

2 外科医との連携を学ぶためには…………………………………… 120

3 研修医や後期専門研修医の指導法を学ぶ意義…………………… 122

4 持続可能な勤務のために休息・マインドフルネスの意義を理解する

　………………………………………………………………………… 126

5 手術室管理を学ぶ…………………………………………………… 128

6 術後疼痛管理チーム育成のポイント……………………………… 132

7 看護師特定行為研修のポイント…………………………………… 136

8 救急救命士指導のポイント………………………………………… 140

9 鎮静医療安全教育のポイント……………………………………… 144

【column】

1 過去の専攻医だった指導医の「昔ばなし」はとても貴重です………………… 5

2 「環境」と「ジェネレーションギャップ」…………………………………… 19

3 アウトカム基盤型教育とミラーの学修ピラミッドの正しい理解をしましょう

　―責任ある医療行為はどこまで可能か―……………………………………… 39

4 麻酔科専門研修の4年間でいかにしてアクティブラーニングを保つか………… 45

5 学び方を磨きあげる自己調整学修力………………………………………… 57

6 後期専門研修の中で「学びの習慣化」を意識しましょう…………………… 69

7 深い「振り返り」によってわれわれは成長する！―経験型学修理論―………… 70

8 模擬経験を「振り返る」ことで臨床を補填する ―シミュレーション教育― …… 72

9 「効果的な学び」のために心理的安全性と休息は必要不可欠………………… 85

10 厳格な指導医は得難い指導医です…………………………………………… 91

11 麻酔科内でも「チーム医療」―リーダーシップだけでなく

　フォロワーシップを意識しましょう―……………………………………… 97

12 クリティカルケアにおけるコミュニケーション…………………………… 98

13 自職種連携→多職種連携→部署間連携という視点で
「周術期管理チーム」のイメージを拡げていきましょう ……………………… 105
14 麻酔科医として教育活動の意識をもとう ……………………………………… 111
15 麻酔科医として生涯学習の意識をもとう ……………………………………… 125
16 麻酔科医として学術活動の意識をもとう ……………………………………… 131
17 麻酔科医として海外留学の意識をもとう ……………………………………… 143

1章

学ぶ側も教える側も
意識改革

1-1 臨床現場でのアクティブラーニングこそ第一

香川大学医学部地域医療共育推進オフィス　駒澤伸泰

- 麻酔に関する知識を得ることも大切ですが、それを臨床現場で実践することを目指すべきです
- シミュレーションによる経験を得ることも大切ですが、それを臨床現場で実践することを目指すべきです
- 「臨床現場でどのような麻酔ができるか」を目指すことが大切です

臨床でのアウトカム保証こそが麻酔科医のミッション

　これを読んでいる麻酔科専攻医の皆さんは、「なぜ専門医試験まで4年もかかるのだろうか？」と考えているかもしれません。エリクソンの熟達化理論というものがあります。これは一つの統合的なスキルを有するプロフェッショナル（一人で責任ある麻酔管理ができる）となるには、10年の経験が必要というものです。ですので、麻酔科専門医試験はこの10年の過程におけるミニマムエッセンスともいえるでしょう。「いや、そんなに時間はかからないでしょう」と思われる方もいるかもしれません。もちろん、麻酔科専門医試験の筆記試験を通過するだけの知識を獲得するだけなら、半年間必死に学べば十分できると思います。同様に、麻酔科専門医試験の実技試験におけるシミュレータを用いた手技に関しても、数か月間必死に訓練すればできるようになるでしょう。しかし、麻酔科専門医に期待されるスキルはこれだけでしょうか？

　麻酔科専門医に求められるスキルとして、以下が挙げられると思います。
- 患者に対して適切な麻酔法と合併症に関する質問を持つ
- 目の前の症例を安全に管理する
- 適切な術後痛管理を提供する
- 外科医や看護師と良好な関係を築き、管理する

図　臨床現場で何ができるかを意識した姿勢が専攻医も指導者も必要

●適切な文献検索やコンサルテーションにより問題を解決できる

　これらはすべて臨床現場で実践できるスキルであり、臨床現場でのアウトカムを保証するものです。ですので、知識やシミュレーション経験を重ねることも重要ですが、それらはすべて「臨床現場で達成可能か」という視点から評価されるべきです（図）。

　したがって、臨床研修こそが何よりも重要であることを忘れてはいけません。例えば、シミュレータで静脈路確保やAラインの練習を何度も重ねても、臨床現場での確保困難な症例への対応を指導医から学ぶことの代替にはなりません。シミュレーションで模擬血管確保ができても、臨床現場での確保が保証されるわけではありません。あくまでも、シミュレーションは臨床現場の代替であり、その視点から「臨床研修を第一に」という姿勢を崩してはいけません。

参考文献・図書・HP

1）駒澤伸泰．麻酔科医育成のための医学教育理論．臨床麻酔 2019；43：1385-9.
2）駒澤伸泰．医学教育方略を生涯学修する必要性　～専門医共通講習に「教育」を～．医学教育 2020；51：66.

指導医側になったときに意識してほしいこと
【指導者になったときに実践してほしいこと】

● 学びの主体は学修者であり、その環境調整こそが指導医側に求められています
● 指導法の改善の１例として、「できていることをできていると認める」などが重要です
● 学修者が心身の健康を維持できるように調整することも重要です

　新専門医制度が開始され、麻酔科専門医育成のための専門研修プログラムが各教育病院群で作成されています。それぞれのプログラムには具体的な病院のローテーションや経験可能な症例、臨床研修を補完するシミュレーション教育の内容だけでなく、学修目標としてさまざまなスキル獲得目標が示されています。すなわち、教育病院群全体で後期研修医を育成する方略が専門研修プログラムであるといえます。そして、麻酔科専門医試験は、それぞれの麻酔科後期研修医に対してだけではなく、専門研修プログラムに対する評価となる可能性があります。総括的評価である麻酔科専門医試験を受験するまでの４年間の後期専門研修の間に、いかに効率的な学修経験とデブリーフィング、そして行動変容に対する形成的評価を駆使しながら行えるかが、今、各教育病院群や指導医に求められています。

　麻酔科研修期間においてもっとも大切なものは、学修者がどのような状況でも対応できるような臨床能力を獲得するために、知識、テクニカルスキル、ノンテクニカルスキルを提供できる環境整備です。総括すると、各教育病院群および指導医がどのような教育工学を用いて専門研修プログラムを作成しているかが、学修者である専攻医の能力涵養に大きく影響しています。また、学修者が継続的に心身ともに健康な状態で臨床研修を行えるようにモチベーションを維持させることも指導者の重要な役目です。これまで述べてきたようにデブリーフィングを自ら行う気力がないような状態で漫然とトレーニングを行っても経験型学修は非効率的と考えられます。アクティブラーニングを維持するための環境作りが指導医に求められます。例としては、日本社会の指導においては「できていることをできていると認める」ことが欧米での指導に比して非常に少ないのが現状です。麻酔科指導医からの「できている」という承認は、レジデントの自己達成感および心理的安全性の担保に非常に有効です。読者の皆さんで臨床指導に不安を覚えておられる方は、まず「できていることをできていると認め、その後できていないところを指摘する」ことが有効でしょう。

1. 過去の専攻医だった指導医の「昔ばなし」は とても貴重です

column

　著者が麻酔科専門研修を受けた時代の教授の日本麻酔科学会の会員番号は100番台でしたが、著者は13,000番台であり、最新のレジデントはその2倍の26,000番台に達していることから、時の流れの速さを感じています。2024年現在、麻酔指導だけでなく、「麻酔に関する昔ばなし」も非常に有益だと痛感しています。医学教育の観点から見れば、過去から現在への経験の伝達は、専攻医のノンテクニカルスキルを高める要因となるからです。

　それは、「過去の貴重な経験」「現在の技術や薬物の意義」をわれわれに伝えてくれるからです。2006年卒業の頃、スーパーローテーター時代にはレミフェンタニルやロクロニウムなどが登場しました。指導医から「昔は…」という話をよく聞きましたが、これは新薬の意義を理解するうえで非常に有益だったと考えます。

　それから18年が経ち、スガマデクス、レボブピバカイン、レミマゾラムなどさまざまな薬物が登場しました。麻酔科の臨床においても、薬物だけでなく超音波技術の発達による神経ブロックなどが登場し、著しい進化が見られます。

　新しい技術が現れる際、それ以前の技術があり、その前にもさらに以前の技術が存在していました。過去を振り返ることで新しい知識を得るということは、「温故知新」といいますが、古い技術をもっとも理解しているのは指導医なのです。したがって、指導医が「麻酔に関する昔ばなし」をすることは、専攻医にとっても非常に有益です。

　多くの薬物は、「より短時間作用型や拮抗可能なものへ」というのが現在のトレンドだと感じています。しかし、実際にはベクロニウムなどがまだまだ利用されていることからも、過去の薬物と現在の特性を理解することが重要です。スキサメトニウムについても、電気痙攣療法を行わない施設ではほとんど使用されないかもしれませんが、ロクロニウムアレルギー等の状況での迅速導入での使い方を指導医から学ぶことは非常に有益なことです。

　広い視野で考えれば、いわゆる症例報告は、過去の麻酔科医たちからの「昔ばなし」と教訓です。特に考察部分は、われわれの危機管理に対するノンテクニカルスキルを高める要素となりますので、感謝して読みましょう。そして、自身が未来の麻酔科医に教訓を伝えるために、症例報告や学会発表を行うことは非常に重要です。

（駒澤　伸泰）

1-2 指導医とのコミュニケーション

兵庫医科大学麻酔科学講座　植木隆介

- 臨床研修医と比較して、高い専門性の獲得を目指す能動的な姿勢が重要です
- 「専攻医（レジデント）」は各専門研修プログラムの施設においてスタッフとしての自覚、責任を持ちましょう
- 指導医との打ち合わせの必要性や項目は担当症例によっても異なります。ハイリスク症例は自分なりの麻酔プランを立てて早めに連絡・相談を行いましょう
- 最新の知見を知るとともに、指導医の意見を取り入れる寛容さも併せ持ちましょう
- 経験が高まれば、自分が指導者になった場合にどう指導するかも同時に考えましょう

指導医とのコミュニケーションの意義

　麻酔科専門研修プログラムに所属する専攻医（レジデント）は、医師3年目以降であり、所属の施設で次世代、未来の麻酔科を担う人材として、期待をかけられることになります。同時に、麻酔科を数か月ローテーションする臨床研修医の時代に比べて、ある程度の麻酔科医としての臨床能力・判断力は身についていると思います。その中でまずは、2年間の麻酔経験をもとに麻酔科標榜医の取得を目指し、臨床経験を積むことになります。それまでは少なくとも標榜医以上の指導医（専門医）が上級医として指導しますが、その際にも独り立ちを目指した受け身ではない能動的な姿勢が期待されます。卒後1、2年目の臨床研修医は比較的指導医から研修医への一方向性の指導となりがちですが、**専攻医となると指導医との双方向性の意思疎通、意見交換、いわゆる議論**

1-2 指導医とのコミュニケーション

（Discussion）ができるような、より高いレベルを期待されます。まず、コミュニケーションの基本として、①傾聴（相手の話をよく聞く）、②共感（相手の立場に立って考える）、③受容、感謝（相手の気持ちを受け入れる、謝意を伝える）などがあり、これらは良好な人間関係の構築の土台となります。これらを理解して、指導医との症例の打ち合わせにおいては、限られた時間の中で症例の麻酔管理上の問題点をできる限りポイントを押さえて、プレゼンテーション（症例提示）を行い、自分の麻酔プランや管理上の注意点を伝えましょう。時折、ここまでよく調べて考えているのかと感心させられる専攻医がいます。そのためには、しっかりと病歴を理解して、わからないことを放置せず、可能な限り追及していく能動的かつ自分で考えていく姿勢を心掛けましょう。

指導医とのコミュニケーションの学修目標

▶ ベーシック

- ●普段より挨拶をして、良好な人間関係を心がけましょう
- ●コミュニケーションの基本といわれる傾聴、共感、受容、感謝を理解しましょう
- ●指導医によって意見が異なる理由があることを理解しましょう
- ●体調管理に留意し、体調不良の際には、遅滞なく指導医に申し出て休息をとりましょう
- ●麻酔科業務は、重篤なトラブルのリスクが絶えずあることを認識して、麻酔中の連絡を心がけましょう

▶ アドバンス

- ●相談の前に、しっかりと担当症例のことをできる限り調べて、自分なりの意見をもって、指導医に相談しましょう
- ●緊急症例の場合には、時間的制約がシビアな重症例であることも多く、より緊密な報告、連絡、相談、確認を心がけましょう
- ●指導医の状況に配慮して、指導医が業務で忙しい場合には、待機するか、別の指導医に相談しましょう
- ●指導医の背景（経験年数、所属施設、受けた教育など）、経験、性格など

により考え方や方針が異なる場合があることを理解しましょう

指導医とのコミュニケーションで意識すべき「学び方」

　ここでは、指導医とのコミュニケーションで意識すべき注意点を述べたいと思います。引用文献にあるようなさまざまな文献、書籍やインターネットで閲覧可能な記事などの学修資料を理解することも有効です。すでに、専攻医は2年間の臨床研修中にスーパーローテーションで多様な指導医とのコミュニケーションを図ってきたと思います。その経験から得られたことを生かし、自己の知識、スキル、専門性を磨き、臨床業務をより良いものにするためにも、指導医とのコミュニケーションを円滑に行いましょう（表）。

◢ 所属施設の指導医の人数や体制を理解し、できる限り適宜事前の相談、議論を行う

　施設の規模やマンパワーにより、一人二人という指導医の規模の施設から、数人から10人を超える指導医を持つ大学病院や市中の大規模基幹病院など、専攻医の間にさまざまな施設をローテーションすることと思います。それぞれの施設の方針や、症例ごとの指導医の考え方を理解・受容しましょう。**臨床での正解は一つではない場合も多いと思います。良いところを吸収して、意見の相違点があれば、自分が指導医になったときはどうするかを意識して今後の課題としましょう。明らかに指導医が間違っている、勘違いしている場合には、遅滞なく指摘してください。患者の安全を守ることにつながります。**また、いずれの考え方でも悪くない、どちらも一長一短あるという場合も多々あることでしょう。その場合には、指導医の意見にもぜひ耳を傾けてください。そのうえで、**指導医の立場や責任を理解して、日々の臨床業務を臨機応変に行いましょう。**

◢ 自分で調べられること、確認できることは極力確認してから、指導医に相談する

　例えば、気管切開を過去に受けている患者の場合では、気管切開に至った経緯は重要です。病歴があやふやな場合には、重症肺炎に伴う長期気管挿管なのか、外傷による上気道の閉塞などによる緊急気管切開だったのかなど、可能な

限り経過を突き詰めて、現在の気管切開口の状態も確認して、気道管理などに関する病歴を深く掘下げましょう。例えば、カニューレ挿入中か、その種類は、呼吸回路、L管（Lコネクター）は接続可能か、永久気管口か、今は閉鎖しているのか、などです。さまざまな原因がある中でも多発外傷に伴う破傷風が原因のこともあり、病歴が古すぎてカルテの記載もなく、本人の記憶もあいまいであった場合には、さらなる気道確保に関する頸部・胸部のCTなどによる画像検査を追加するかなど、前もって検討することも必要です。

　別の例として、脳性まひで、誤嚥性肺炎を繰り返し、胃瘻造設、喉頭閉鎖、気管切開に至る症例などでは、痙攣の出現頻度や持続時間、対処方法、治療経過、内服薬など各種の病歴把握が必要となります。

　これらのことをすべて調べきることは大変なこともあると思います。しかし、ここまではわかった、ここは調べたけれどもわからない、ということを**整理したうえで指導医に相談してもらえると短時間でスムーズなコミュニケーションやディスカッションが期待できます。**

▶ 指導医からの質問は、多くの麻酔科専門医が「事前に確認したいこと」である

　指導医からの質問は、これまで蓄積してきた麻酔関連の知識や過去の苦い経験や教訓に基づいています。そのため、専門医がその症例のプレゼンテーションを聞いたうえでの疑問点や問題点は、多くの麻酔科専門医が「そこが知りたい」という症例のポイントをとらえていることが多くあります。また、熱心に勉強している専攻医の相談を前にした場合、これまでの知識・経験を総動員したコメントやアドバイス、また良い意味での注意喚起がもらえると思います。

▶ 普段から、麻酔科関連の書籍で一般的な知識を学び、必要に応じて文献検索を行う

　麻酔科関連の専門書籍は和文・英文ともに数多く販売されており、さまざまな麻酔管理上の注意点に関する情報が入手できる時代となっています。麻酔科臨床関連のガイドラインもアップデート（update）を続けられています。情報が多岐にわたるため、指導医側のアップデートが追い付いていない場合、そのことを提示・指摘いただくと双方にとって、有益な情報共有となりえます。特に、ハイリスク症例や特殊な疾患、まれな疾患の事前の準備としては、ガイ

ドラインやエビデンスにつながる文献がないかを英文（PubMed）・和文（医学中央雑誌）で、キーワードで文献情報を検索することも、より良い麻酔管理を行うためには必要といえます。そのため、普段から興味ある分野を始めとした文献検索や学会での教育講演、ワークショップ、セミナーなどで最近の知識の習得に努めましょう。まれな症例やハイリスク症例では、特に調べてきた文献・書籍などを提示しながら相談していただくことは、指導医からも一目置かれることになり、良好なコミュニケーションにつながると考えます。

◤ ハイリスク症例では、特に外科系診療科からのインフォームドコンセントを確認する

　近年の麻酔症例の特徴として、高齢化や心肺機能低下、肝・腎機能低下、脳血管障害の既往、認知機能低下、嚥下機能低下、運動耐容能の低下を伴うフレイルなど複数の合併症を抱える症例が数多く手術を受ける時代となっています。事前の各内科系診療科へのコンサルトやこれらを踏まえた周術期の急変・死亡リスクについて、**どのように担当診療科からインフォームドコンセントが行われているかを確認すること**は、**重要な業務と考えます**。特に手術侵襲自体は軽度でも、併存する合併症がかなり重症のケースは麻酔可否の判断や麻酔方法を含めて、難しい選択となります。したがって、重症症例では、事前の麻酔科からの麻酔に関するリスク、術中術後の急変・死亡のリスクについての説明が望ましく、そのことを含めて、指導医に相談することが必要です。

◤ 自己の心身の体調管理に留意して、体調不良の場合には、早めに連絡しましょう

　責任感が強い人は特にですが、体調不良の時でも、割り当てられた担当症例を何とかこなそうとしてしまう人がいるかもしれません。しかし、逆に自身の健康状態が悪い場合には、注意力が低下して、思わぬ事故やトラブルを引き起こすリスクが高まります。2020 年から 3 年間の新型コロナウイルス感染症（COVID-19）の教訓からも、医療従事者がさまざまなウイルスの媒介者となり、感染を院内で広げてしまうことを避けなければなりません。**そのためにも、自身の心身の体調の管理・維持に留意することは重要です**。体調不良の際には、遅滞なく指導医に申し出て早めに休息をとりましょう。連絡が直前になってしまうと、指導医側も担当症例の組み換えなどで、多大な労力を費やす

1-2 指導医とのコミュニケーション

ことになります。したがって、不慮のトラブルは仕方ないですが、前日の体調不良で休む可能性があれば、早めに連絡をいれるようにしましょう。

表　指導医とのコミュニケーションで注意すべき点

1. 医療者間での良好なコミュニケーションが医療安全上も重要であることを理解する。
2. 医療でのコミュニケーションにおいては、SBAR と ISBARC（下表）という手法があり、緊急時などの的確な状況伝達の手法となる。
3. 指導医の仕事の状況に配慮し、できるだけ早めに相談を行う。ただし、緊急時はこの限りではなく、即時に緊急事態を伝える。
4. 術前の相談においては、担当症例の情報収集を可能な限り行い、問題点を抽出し、その問題点への対処方法を勉強し、自分の意見を考えたうえで相談を行う。

ISBARC とその中に含まれる SBAR について

I：Identify（誰のこと？）	報告者 患者は誰？
S：Situation（状況）	患者に何が起こっているか？
B：Background（背景）	患者の臨床的背景は何か？
A：Assessment（判断）	問題に対する自分の考えは何か？
R：Recommendation（提案）	問題に対する自分の提案は何か？
C：Confirmation（承認・復唱）	指示受け内容の口頭確認

指導医側になったときに意識してほしいこと
【指導者になったときに実践してほしいこと】

1. 専攻医（レジデント）の業務の忙しさを思いやり、丁寧な指導を心がけましょう
2. 自身が専攻医であったときのことを振り返り、個々の能力・知識・技術・経験に配慮しましょう
3. 専攻医の前日の業務、残業を把握し、当日の体調に配慮して、声掛けを行いましょう
4. 専攻医に改めるべき点があれば、「怒る：自分の怒りをぶつける」のではなく、「叱る：思いやりの気持ちから相手のために行う」を意識し、教え導くことを心がけましょう
5. 専攻医が自主的に学習・研鑽を積む雰囲気を作れるように配慮して、職場の円滑なマネージメントに貢献しましょう

もっとも大切な「症例」の振り返り（デブリーフィング）

兵庫医科大学麻酔科学講座　植木隆介

- 麻酔担当症例の麻酔記録のサマリーに、今後を見据えた所見、教訓となるコメントを残すようにしましょう
- 術後回診、術後経過のフォローで、周術期管理の知識と対応力向上に繋げましょう
- 術中の想定外の急変など、予測不可能なイベントが生じた場合には、上級医や指導医、関連する他職種のスタッフで症例を振り返り、部内でのフィードバックを行いましょう
- 日本麻酔科学会の偶発症例調査への登録を忘れずに行いましょう
- 新たな知見・経験・教訓を得られた症例は、学会発表、症例報告を考えましょう

日々の担当症例の振り返り（デブリーフィング）は、麻酔科専門医への王道です

　日々の臨床業務は連続しており、長期休暇を取得しない限り、土日祝日の休みの日を除き、途切れることはありません。多くの麻酔科専攻医（レジデント）は日々多数の症例の麻酔管理を担当し、忙しい業務をこなしていることでしょう。

　そのような中にあっても、事前に思い描いた理想的な管理ができたと思う症例がある反面、十分な注意を払っても想定外の術中のトラブルや術後合併症が生じる場合を経験します。このような症例にはさまざまな要因が関係しており、トラブルの原因を特定することが難しいケースもあります。ここでは、限られた時間の中で実践的かつ有効な症例の振り返り（デブリーフィング）について述べます。デブリーフィングは、ミッションやプロジェクトを通して得られた情報の報告で、さまざまな意味があり、軍事・心理学・シミュレーション

教育などの多方面で用いられます。麻酔科の臨床業務においても、この症例の振り返り（デブリーフィング）作業を日々粘り強く継続していくことは、専攻医（レジデント）として目指す数年後の麻酔科専門医取得はもちろん、大きな臨床能力のスキルアップと自信につながる道だと信じています。

これまで多数の後期研修医、麻酔科専攻医（レジデント）と一緒に仕事をして、多くのことを学びました。その経験を以下のポイントにまとめます。

もっとも大切な「症例」の振り返りの学修目標

▶ ベーシック

- 仕事も麻酔管理も「準備が8割」という言葉を胸に、前準備に取り組みましょう
- 術前、術中は指導医との報告、連絡、相談をこまめに行いましょう
- 臨床業務は監視と確認、判断、対応の作業の繰り返しです。その時々の判断、対応を後で振り返りができるように記録しましょう
- 1日の終わりに、その日の麻酔担当症例の状態を確認し、まずは自分で振り返りましょう

▶ アドバンス

- 事前に計画したとおりに麻酔管理ができなかった場合、後に、原因や問題点を抽出、分析を行えるように自分なりに経過をこまめに記録しておきましょう
- 緊急症例の場合には、時間的制約や対応に追われ、時間は非常に限られます。そのようなときには、まず今やるべきことに集中しましょう
- 予想外のトラブルや問題が起こった症例は、真摯に向き合い、成長のチャンスととらえて、指導医や外科系医師、看護師らの多職種と情報共有、振り返りを行いましょう
- 麻酔科医として、貴重な情報や教訓をもたらす症例では、指導医と相談して、患者・家族の了解が得られれば、学会発表や症例報告にまとめることを検討しましょう

もっとも大切な「症例」の振り返り（デブリーフィング）の「学び方」

有効なデブリーフィングを行うためには、普段の麻酔業務に臨む姿勢が何より重要といえます。麻酔中にしっかりと術野やモニターでのバイタルサインの推移・変化の情報をとらえ、その時々により良い対応を考えながら、麻酔業務に取り組むことが基本です。この麻酔中の一瞬一瞬の判断の積み重ねをおろそかにせず、麻酔中の問題に臨機応変に対応していく姿勢が、良い振り返り（デブリーフィング）に結び付くと考えています。

▶ 麻酔科は術前の打ち合わせや周到な準備が大事であることを再認識する

麻酔科医はよく上級医から「麻酔は準備が8割」といわれることがあるかと思います。これは手術の準備についても広く使われる言葉のようです。もとは「段取り8分（ぶ）の仕事2分」という格言から来ているようです。すなわち、麻酔も術前準備が特に重要であり、同職種や他職種との打ち合わせが不十分だとさまざまなトラブルにつながります。患者確認、手術部位確認（左右の確認も）、病名と術式、帰室先、予定の術後鎮痛、手術開始前のタイムアウト時の多職種間の情報共有は特に重要といえます。普段から丁寧な術前診察、患者への麻酔説明、事前準備に加え、指導医（上級医）、外科系医師、看護師、臨床工学技士、薬剤師など多職種との良好なコミュニケーションを心がけましょう。

▶ 監視と確認、臨機応変という言葉を大事にして、より良い麻酔を追求する

手術室の麻酔業務では、麻酔導入、麻酔維持、麻酔覚醒抜管という流れがありますが、一般的に麻酔維持の時間の方がより長いことが多いと思います。この時間は、術野の監視、患者の全身の監視、バイタルサイン、各種モニター、人工呼吸や循環動態の監視、麻酔薬の調節、輸液管理などを行いますが、麻酔科医の仕事の根幹をなす部分です。心臓麻酔のように、多くの処置やモニター（中心静脈カテーテル、スワン・ガンツカテーテル、経食道心エコーなど）を用いる麻酔から、静脈路1本で声門上器具での麻酔まで、臨床業務でさまざまな症例を担当すると思います。とかく、人間の傾向として高リスク・高侵襲の

1-3 もっとも大切な「症例」の振り返り（デブリーフィング）

手術症例での重装備（多くのモニタリングやルートに囲まれる）の麻酔経験が増加すると、低リスク・低侵襲の軽装備（基本的なモニターのみ）の麻酔は、準備から楽に感じて軽視しがちとなりえますが、くれぐれも油断は禁物です。**油断して監視と確認が甘くなると、どの症例でも思いがけないトラブル発生につながります。**常に人工呼吸の状態、すべてのモニターや麻酔薬投与量や吸入麻酔薬の濃度や残量、輸液投与速度に問題がないか、チェックを続けることが必要です。また、麻酔薬投与による患者のバイタルサインの反応、麻酔深度への影響の個体差を知ることは、麻酔科医の臨床経験の蓄積に繋がり、麻酔管理の奥深さ・難しさを知ることに繋がります。鎮静、鎮痛、不動化（筋弛緩）という麻酔の3要素を臨機応変に使い分け、日々の麻酔業務で術中管理の目標やポイントを決めて取り組み、自分が行った処置の評価や患者のバイタルサインの変化、反応性を体験することで、振り返りもより有効なものになります。

▶ 手技の課題に関しては、その要因を分析し、現実的な解決策を考える

手技上の時間のロスや不成功が続く場合、うまくいかなかった要因と解決策を自分なりに考え、必要に応じて上級医に意見をもらいましょう。例えば、動脈カテーテル留置に時間を要した場合などは、エコーによる走行確認やリアルタイムでの超音波ガイド下穿刺が有効なこともあります。また、穿刺困難なほど狭小化している橈骨動脈も時にあるので、より穿刺しやすい逆側にトライをした方がよかった可能性もあります。このようにリアルタイムで評価できることに関しては、そのつどの確認・判断が可能といえます。

▶ 術中・術後の急変時には、すぐに助けを呼び、緊急対応を優先する

術中の想定外の急変など、予測不可能のトラブル対応は、相当なストレスや心労を伴うと思います。できる限りの対応を行った場合でも、結果が良くないことも時に起こりえます。このようなときこそ指導医や他職種のスタッフの症例を振り返り、**その時々の判断、行動、対応の効果判定を経時的にまとめてみましょう。**院内での医療安全管理部への報告書作成時にも必要となる作業です。独りよがりにならないためにも、部内のセーフティマネージャーにも報告し、部内でのカンファレンスなどでの同僚へのフィードバックも行いましょう。

▶ 院内の医療安全管理に関するマニュアル・規定を理解して、必要なら上級医、セーフティマネージャーと連携して、医療安全管理部への報告書をまとめる

　「症例」の振り返りの過程での術中問題点の深刻度のレベル、教訓となる事例はさまざまであり、臨床の現場にはトラブル発生の可能性は絶えず潜んでいます。外科的手技が原因、麻酔科手技が原因、それ以外の患者要因やヒューマンエラー、コミュニケーションエラーなど、さまざまな要因が問題を引き起こします。**まずは、患者の安全確保に全力を注ぎましょう。**ある程度対応が一段落したあとは、時系列的に事例の経過や生じた問題点を、**まずは経時項目的に書き出して文書化してまとめましょう。**トラブル引き金のポイントが一点に絞られるケースがある一方、あるトラブルの発生には複数の発生要因が複雑に関与する場合もあります。その他、想定外の大量出血など外科的手技が原因の場合であっても、対応を指導医・スタッフの協力を仰ぎ、事例の経緯をまとめて、担当者の主観的な視点以外にも、第三者の同僚などに意見をもらいましょう。このように、客観的かつ多角的に先入観などのバイアスを減らして検証することで、日常臨床業務の安全管理における対応能力の向上が期待できます。

▶ 振り返りの流れや手順においては、麻酔科学でいわれている基本的知識に加えて、ビジネスでのモデルを参考にすることも1つの方策である

　麻酔科学でいわれている麻酔関連偶発症例調査の分類は基本的知識といえます。それに加えて、ビジネスや社会における他分野の品質管理、安全管理の部門の考え方が参考になります。ビジネスの世界でも、振り返りの重要性が説かれ、多くのフレームワーク（ビジネスにおけるフレームワークとは、共通して用いることが出来る考え方、意思決定、分析、問題解決、戦略立案などの枠組みのことを指す）が考えられています。その1つが、PDCAサイクルです（図）。もともとは、製造業における品質管理や生産管理の手法として提唱されました。このPDCAサイクルをはじめとして、さまざまな振り返りは、過去の自身や他のスタッフの行動や判断を客観的に見直し、改善点や反省点を見つけることで、今後の動きをより良くするために行います。すなわち「振り返り」は自身やチームで行った行動や判断の「結果を確認する」だけでなく、具

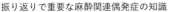

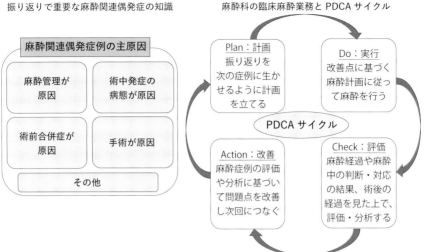

図　もっとも大切な「症例」の振り返り（デブリーフィング）で注意すべき点
日本麻酔科学会．麻酔関連偶発症例調査より

体的な次回を見据えた「結果の確認」→「原因・課題の明確化」→「改善策の検討」→「実行」という流れが重要となります。

参考文献・図書・HP

1) 日本麻酔科学会安全委員会．日本麻酔科学会偶発症例調査 2012-2016 年の偶発症発生頻度の報告 偶発症例（肺塞栓）専門部会報告．麻酔 2020；69：1259-66.

指導医側になったときに意識してほしいこと
【指導者になったときに実践してほしいこと】

1 「初心忘るべからず」で、日々の麻酔症例を大切にしましょう
2 自己の判断や対応について自分なりに説明できるように心がけましょう
3 緊急事態では患者最優先であり、ためらわずに緊急コールで人を集めましょう
4 担当症例を専攻医と一緒に振り返り、意見を交わし、専攻医の成長を見守りましょう
5 担当症例、指導症例ともに術後経過に問題がないかフォローを行いましょう

2.「環境」と「ジェネレーションギャップ」

column

　専攻医と指導医が円滑な関係を構築するための前提条件として、世代間ギャップの相互理解が必要です。医学の進歩は非常に速いため、医学教育の内容や方法も、指導医が専攻医だった時代と大きく異なっています。医療機関でのWi-Fiの普及やデジタル学習教材の充実など、環境が大きく変わっていることが一例です。世代によって教育環境が大きく変わる様子は、容易に想像できるでしょう。

　さらに、現在、ICT（情報通信技術）の普及が、人々の生活をあらゆる面でより良い方向に変化させているというデジタルトランスフォーメーション（DX）が進行中です。医療分野でもデータサイエンスやAIの普及が著しく、「医療DX」とも言われています。著者自身も、これらの変化に完全に追いつくことができていない実情です。

　かつての専攻医である著者は、多くの専攻医が筆記用具やノートを使わずにデジタル教材を視聴するだけで、「修得した」と錯覚してしまうことにやや懸念を抱いています。医師国家試験教育などでは、グループ学習が有効ですが、これは学修者同士が交流することで、学修の内外を効果的に進める根拠があります。皆さんも同期と麻酔管理についてディスカッションすることで理解が深まった経験はないでしょうか。この観点から見ると、デジタル教材を受動的・一方的に視聴するだけでは、臨床医学の知識習得が不十分であるという懸念があります。

　医学教育における手技習得などにおけるデジタル教材のモデルとしての有用性は明白です。DXはこの点でも非常に重要でしょう。ただし、基本的な臨床手技さえも、観察するだけで習得できるわけではなく、物理的または非物理的なトレーニングを繰り返す、つまり「徹底練習」が習得に不可欠な要素なのです。

（駒澤　伸泰）

症例報告の学会発表と学術雑誌への投稿へ向けて注意すべきこと

兵庫医科大学麻酔科学講座　植木隆介

- 学会発表での症例報告は、臨床医にとって大切な学術活動、学術研究の第一歩となることを理解しましょう
- 学会発表を行った症例については、学術雑誌に症例報告を行うことを目指しましょう
- 症例報告の学会発表、学術雑誌への報告には、患者への説明と同意が必要であることを理解しましょう
- 症例報告が、臨床医学の発展に必要不可欠であり、現在・未来の麻酔科医への貴重なメッセージとなることを認識しましょう
- 症例報告の経験は、今後取り組む可能性の高い臨床研究の土台となります。その症例から何を学んだかを、文献的知識を踏まえて考察し、経験豊富な指導医に指導を仰ぎましょう

症例報告の学会発表と学術雑誌への投稿の過程は、学術活動が行える医療人としての第一歩です

　専攻医（レジデント）は、麻酔科専門医試験の受験資格を得るために、学術集会への参加実績（学会への出席点数）取得とともに、通常は学術発表による発表実績（学会発表の点数）を取得する必要があります。ここでは、まず専攻医が取り組むことの多い、症例報告執筆と学会発表について、これまでの著者の経験も含めて述べます。

　学術論文の書き方については、過去にさまざまな書籍により解説がなされています。さらに、症例報告の書き方についても、さまざまな医学の分野の専門家により、解説がなされています。そのような中で、症例報告は、n＝1の臨床研究であるという言葉は、まさに膝を打つような納得・感心を抱く金言であると思います。たしかにn＝1であるということは、すぐにエビデンスとなる

可能性は低いですが、非常にまれな疾患や病態の場合でも、その報告の情報により助けられる可能性が出てきます。

　医学の世界では、絶対的な正解が1つに絞れないことも多いことから、この症例報告を大事にする姿勢は、専攻医が近い将来に行うであろう臨床研究や大学院進学などによる基礎研究などのさらなる学術活動の土台となると考えます。この地道な作業をコツコツと行えるかどうかは、その人の性格や適性にも左右されるかもしれません。ただ、**経験症例で教訓となる事例、まれで臨床的示唆に富む事例を報告することができれば、医学という学問の発展に寄与する一歩となります。**小さな一歩かもしれませんが、特に日本の麻酔科学の将来を担う若手の先生方には、症例報告の論文が掲載されたときの喜びや嬉しい気持ちを是非感じてほしいと思います。こまかいスキルについては、成書を参照いただくこととして、ここでは、学会発表・症例報告の作成や投稿に関する注意点についてポイントを記します。

症例報告の学会発表と学術雑誌への投稿へ向けて注意すべきことの学修目標

■ ベーシック

● 普段の臨床から、症例の問題点、麻酔管理上の注意点をしっかりと考えましょう

● 症例報告の候補となる症例と出会う機会は一期一会ともいえます。事前情報をしっかりと確認して、入念に準備を行いましょう

● はじめは誰でも初学者、初心者です。症例報告を多く書いてきた経験豊富な指導医に指導を仰ぎましょう

● 症例報告には、患者や家族からの症例報告への同意が必要不可欠です。適切な時期に文書で説明と同意を取得しましょう

■ アドバンス

● 学会発表は、症例報告執筆へとつなげる貴重な機会です。この学会発表準備で症例報告の文章の土台を作成しましょう

● 想定外の緊急事態に陥った症例は、臨床的に重要な意味、教訓を与える可能

性があります。しかし、本人や家族の受け止めも含めて、慎重な経過観察や見極めが重要です
●外科系の主治医が症例報告執筆を行っている場合には、二重投稿にならないかどうかの確認、見極めが重要です
●学会発表には、発表日時という期限がありますが、症例報告の執筆・投稿には期限がほとんどありません。貴重な症例報告を実現させるため、日々心にとめておきましょう

症例報告の学会発表と学術雑誌への投稿へ向けて意識すべき「学び方」

　より良い症例報告の発表と執筆を行うためには、普段の臨床から、症例の問題点、麻酔管理上の注意点をしっかりと考える習慣を身につけることが「急がば回れ」で本道と考えます。とにかく効率重視という考え方もありますが、独りよがりは重要な見落としにつながるので、症例報告の発表と執筆経験が豊富な上級医、指導医に指導を仰ぐ姿勢も必要と思います。

　ここでは、症例報告執筆・学会発表へ向けて意識すべき注意点を述べたいと思います。参考文献にあるように、さまざまな書籍や文献で多くの先人が、臨床研究や症例報告の重要性を説いてきました。この作業を地道に行える能力は、単に専門医取得への登竜門という位置付けのみならず、臨床医としての科学的かつ多角的な視点を育み、すぐれた臨床医としての仕事の礎（土台）になると考えます。症例報告を自ら執筆し、投稿し、アクセプトされた先生方はよくわかると思いますが、1つの症例報告の裏には、何時間もの学会発表の準備、スライドやポスター作製、発表練習、実際の学会発表、発表の振り返りやそこでもらった質問やコメントの確認など、多くのステップがあります。また、その後に学会発表過程で得た症例の考察すべき問題点やポイントなどを症例報告にまとめあげる作業、努力があります。したがって、手間を惜しまずに、コツコツと原稿を作成し、こまめに指導医に相談し、修正作業を積み上げ、完成を目指すひたむきな姿勢が大切です（図）。

▶ 術中の急変以外の症例で、症例報告の対象となる症例を日頃から気にかけておきます

　一期一会という言葉に表されるように、日々の臨床では、大学病院や地域の

基幹病院となる大病院においても必ずしも症例報告に値するような症例とすぐに出会えるとは言い切れません。そのため、普段の麻酔臨床を丁寧にこなし、問題点の抽出やそれに対する対応について、書籍や文献から知識を取り込む日々の積み重ねによるトレーニングが必要と考えます。

▶ 症例報告では、過去の症例報告を知ったうえで、何があたらしく得られた知見なのか、ポイントを述べる必要があります

日常診療でよくみる一般的な合併症を複数抱えただけの症例では、症例報告としてのインパクトは乏しいと考えます。特殊な合併症や術式、非常にまれな疾患などは症例報告を検討する対象となりますが、その症例の麻酔管理、周術期管理を経験して、世界や国内の麻酔科医に対して、**新たな教訓や知見が得られたかは、症例報告の是非の判断材料となると考えます。**

▶ 症例報告の一般的な経過としては、まずは学会発表の抄録の作成、演題応募から、学会発表の準備、学会発表で一段落となります

その後に学会発表でもらった質問・疑問や示唆に富むコメントやアドバイスをもとに、さらに考察（Discussion）などを加えて、症例報告の作成から学術雑誌への投稿、査読による修正（Revise）、校正という流れが一般的です。この過程では、独りよがりになると折角の労力も遠回りになってしまうため、**症例報告執筆の経験や指導経験の豊富な上級医に適宜相談することを勧めます。**

▶ 個人情報（プライバシー）の保護は何よりも大切です

そのためには、患者や家族からの症例報告への同意が必要不可欠です。適切な時期の判断は症例や状況によりますが、指導医と相談のうえで、文書で症例報告についての説明や同意を取得しましょう。その際には、症例の経過も十分に考慮しましょう。とくに、想定外の緊急事態に陥った症例は、臨床的に重要な意味、教訓を与える可能性を含む場合があります。ただし、症例報告の同意の依頼には、本人・家族の理解や主治医への相談も含め、その可否の見極めが重要です。

▶普段から、症例報告を参照して、その形式に慣れておきましょう

　投稿を目指す雑誌の投稿規定の確認も大切です。また、英文雑誌へ投稿する場合には、英文校正の作業も行う必要があります。そのほか、担当症例に関連するキーワードで文献検索を行ったときに、類似する合併症や術式、病態の症例報告がヒットした場合には、その症例報告を確認し、一般的な書き方や流れを理解、把握しておきましょう。

　症例報告では、英文・和文ともに類似の報告があるかどうかやその内容を確認する必要があります。加えて、麻酔科臨床関連のガイドラインとの兼ね合いや位置付け、どのように適応できるか、これ以上は諸説あるというようなことも書くと良いでしょう。専門雑誌であっても、その症例報告を初見の読者が読んで、ある程度の内容が十分理解できるような分かりやすい記載が望ましいと考えます。

　また、臨床的な限界や、教訓の提示も重要と考えます。次に同じ症例を担当するなら、どのような対応が行えるかなどは、学会発表での質問でもよく聞か

学会発表と症例報告執筆の一般的な流れ（例）	
症例の麻酔管理から学会発表まで	**学会発表から症例報告執筆投稿、Revise まで**
日々の担当症例の中から、症例報告に適する症例をピックアップ	学会発表した下書きをもとに、症例報告を現病歴、既往歴、術前問題点、術前検査結果、事前準備、麻酔経過、術後経過などにまとめる。
緊急症例以外の予定症例であれば、文献などを調べて対応を準備	さらに、文献的考察、参考文献、アブストラクトを加えて、症例報告の一通りの完成形を作成する。
実際の麻酔管理、術後経過のフォロー、同意取得	指導医への相談、投稿雑誌、和文・英文の選択、英文校正、必要に応じて、投稿規定の形に整える。
学会発表用の抄録作成と演題の応募	症例報告の学術雑誌への投稿
学会発表準備：口演かポスターかの確認は重要	査読結果の確認、Revise の作成、結果が reject なら他の雑誌への投稿を検討
学会発表：質疑応答、コメントを踏まえ、症例報告の作成を目指す（あらかじめ文書化の下書きができているとなお良し）	Revise を必要に応じて行い、アクセプトを目指す
	論文アクセプト、指導医への報告

図　症例報告の学会発表と学術雑誌への投稿へ向けて注意すべきこと

れます。考察の締めくくりとして、今後につながる記載、臨床上の課題の教示
は、貴重な臨床的示唆を与えるものと考えます。

参考文献・図書・HP

1) 佐藤雅昭．なぜあなたは論文が書けないのか？．Chapter1 16-43．大阪：メ
ディカルレビュー社；2017．
2) 藤岡一路．論文の書き方・査読の仕方【3】症例報告の書き方．日新生児成育
医会誌 2023；35：27-31．
3) 平賀陽之．症例報告の効果的な書き方．臨床神経学 2023；63：27-31．
4) 古庄知己．症例報告の書き方．小児科診療 2020；83：861-8．
5) 江木盛時．はじめての臨床研究 立案〜データを読み解くまで 研究テーマと出
会うために．日臨麻会誌 2019；39：87-90．

指導医側になったときに意識してほしいこと
【指導者になったときに実践してほしいこと】

1 専攻医と担当する症例では、症例報告に値する症例かどうかを日頃
より考えましょう

2 自身が専攻医であったときの気持ちを思い出し、専攻医に声掛け・
指導を行いましょう

3 症例報告を意識・予定する症例では、時期を選んで、患者・家族に
症例報告の説明と同意を書面で取得しましょう

4 学会発表後の症例報告執筆には、締め切りが基本ないので、日常の
多忙さに埋もれてしまいがちです。専攻医に報告執筆の進行状況を
定期的に確認し、サポートしましょう

5 専攻医が自主的に取り組む姿勢を後押しして、専攻医と協調して症
例報告を執筆しましょう

1-5 二次救命処置講習会を受ける際のポイント

ひだか病院麻酔科　羽場政法

- 二次救命処置を実践する医療従事者が、実践すべき共通のスキルを学びます
- 麻酔科医が働く手術室や集中治療室はバイタルモニターや点滴が確保されており、急変時に、二次救命処置をすぐに開始することができる特殊な環境です。自身の置かれた環境をイメージして講習会を受けると、さらに多くの学びが得られます
- 二次救命処置講習会修了資格は麻酔科専門医申請に必須です。申請時までに受講しましょう
- 二次救命処置講習会は教育理論に基づいて設計されています。二次救命処置講習会受講はこれから指導する立場になる専門医にとってシミュレーション教育に接する良い機会となります

二次救命処置講習会の意義

　二次救命処置講習会では、大きく分けて2つのことを学びます。1つは**蘇生に関する知識の実践**です。もう1つは**チームワークの実践**です。

　講習会では、**知識だけでなく行動すること**を学びます。医療に関するエビデンスを知り、行動することを学ぶ一連の流れは、本来さまざまな医学教育に必要です。日本の医学教育は知識中心で行動を伴わず、行動は実際の臨床経験から学ぶことが多いのではないでしょうか。実際の臨床経験は重要なものですが、これは患者に不完全な医療を許容していただくことになります。また、二次救命処置を頻繁に行わない場所では、経験から学ぶことができません。シミュレーション教育は、患者に接する前に医療従事者にスキル習得の機会を与え、頻度の低い経験を事前に行うことができます。二次救命処置講習会を通してシミュレーション環境での知識の実践を実感しましょう。

二次救命処置講習会を
受ける際のポイント

1-5

　多職種と連携し、チームとして患者に医療を提供することで、より安全に、より効果を発揮することがわかっています。二次救命処置講習会を通して、**チームワークの向上が重要**であることを体験できます。

　講習会で学んだ内容は臨床の危機的状態に陥った際に発揮されます。麻酔科領域では、術中の完全房室ブロック、不安定な頻脈への初期対応、大量出血や肺塞栓症などの無脈性電気活動と表現される血圧低下の鑑別診断とその対応などがあります。日本麻酔科学会の指針・ガイドラインのホームページには、術中心停止に対するプラクティカルガイドが掲載されています。二次救命処置との関連についても記述されていますので、麻酔科専門医を目指す方は講習会受講前に内容を一読することをお勧めします。講習会で学んだことをぜひ臨床現場に還元してください。

二次救命処置講習会の学修目標

▶ ベーシック

- ●除細動ができる
- ●質の高い胸骨圧迫ができる
- ●気道を確保し、換気ができる
- ●蘇生に必要な薬物を必要なタイミングで投与できる
- ●心停止、無脈性電気活動が起こる原因を検索できる
- ●心停止前の頻脈、徐脈に対応できる

▶ アドバンス

- ●チームダイナミクスを理解し、実践できる。習得すべきチームダイナミクスは以下の通り
  1. 明確なコミュニケーションを実践できる
  2. 自分の役割と責任を理解し行動できる
  3. リーダーシップあるいはフォロワーシップを実践できる
  4. 状況を認識し意思決定ができる
  5. チームメンバーで相互尊重とサポートができる
- ●手術室や集中治療室など、臨床現場の急変対応に応用できる

●心停止前から社会復帰までの一連の流れとその中での現在の位置をイメージできる

二次救命処置講習会で意識すべき「学び方」

　学修目標には「できる」という語尾が示されています。目の前に二次救命処置が必要な傷病者がいた場合、「すべきことを知っている」では不十分で、「すべきことを行える」を目指していることを表しています（図）。

▶「知る」ことと「行う」ことはまったく違います

　例えば、心室細動で心停止の患者に「除細動器の推奨ジュール数で除細動を行う」ということを知っていたとしても、「実際の機械の電源ボタン、パッドの当て方、推奨ジュールの表記、除細動時の安全確認、充電方法、充電時間、放電方法」を知らなければ安全に除細動を行うことはできません。**「知る」ことと「行う」ことはまったく違うもの**だということを認識してください。実践方法を身につけるために講習会で実際に行動することが重要です。意欲を持って積極的に参加してください。

▶チームダイナミクスを学ぶ重要性

　ベーシックの学修目標は、知識と単独スキルの組み合わせですが、より効果的に蘇生処置を行うためには、チームでの対応が必要となります。チームで対応するためには医療に関する知識や技術だけでは不十分で、チームダイナミクスの理解が重要です。二次救命処置講習会ではチームダイナミクスを学ぶ機会があります。**言語化されたチームダイナミクスを理解し、講習会を通じて実践してください。**実践することにより行動を伴ったスキルとして習得できます。

▶麻酔科専門医申請の際に必須となる講習会がある

　麻酔科専門医申請のために受講をする方は、以下のことに注意してください。麻酔科専門医申請の際には ACLS 協会 ACLS プロバイダーコース、または、AHA-ACLS プロバイダーコース、AHA-PALS プロバイダーコースのいずれかの受講が必須です。心肺蘇生法講習会はさまざまなコースがあるので、対応しているコースかどうかを確認してください。プロバイダカードの有効期限

図　ミラーの学修ピラミッドにおける二次救命処置の位置付け

はいずれも 2 年間ですが 5 年前までの受講資格が有効となります。麻酔科専門医申請目的の場合は、受講日時、対応しているコースかどうかを必ず確認しましょう。

参考文献・図書・HP

1) 日本麻酔科学会．術中心停止に対するプラクティカルガイド．https://anesth.or.jp/users/person/guide_line（2024 年 1 月 31 日確認）
2) American Heart Association．ACLS プロバイダマニュアル AHA ガイドライン2020 準拠．2021.
3) 日本麻酔科学会．麻酔科専門医 ACLS 受講修了義務化にともなう Q&A．https://anesth.or.jp/users/person/seminar/acls_qa（2024 年 1 月 31 日確認）

指導医側になったときに意識してほしいこと
【指導者になったときに実践してほしいこと】

1 臨床での危機的状況と二次救命処置の推奨を、合わせて指導しましょう
2 教えるのではなく、研修医が自ら考える機会を提供しましょう
3 二次救命処置講習会を通して教育手法に興味を持ちましょう
4 教育手法を習得し、二次救命処置の指導だけでなく、さまざまな場面で活用しましょう

1-6 シミュレーションの学びを臨床へ還元するために意識すべきこと

香川大学医学部地域医療共育推進オフィス　駒澤伸泰

専攻医が意識すること

- 受動的なシミュレーション経験は意味がなく、「学び方」を考えて受講しましょう
- シミュレーションで「知識」を得ることはできないので徹底して事前学修をしましょう
- シミュレーションでは気づきに対する「深い省察」を大切にしましょう
- シミュレーションで学んだことを臨床に応用していく姿勢を持ちましょう

シミュレーション学修の意義

　シミュレーション教育は医学領域だけでなく、航空、経済、法曹領域においても新人教育や生涯教育に活用されています。シミュレーション教育は臨床教育と同様に、「経験による気づきを概念化し、深い思考を経て、新たな行動につなげる」という経験型学修を基盤としています。この共通学修プロセスを有することから、シミュレーション教育は臨床教育と相補的に発展してきました。

　シミュレーション教育は、侵襲性がある医療行為のテクニカルおよびノンテクニカルスキルの取得において有効性が高いことが知られています。さらに、シミュレーションは高度の客観性を提供できることから、専門医試験での評価方法にも活用されています。麻酔科・救急医学を始めとするクリティカルケアにおいてシミュレーション教育が幅広く普及した理由として、「患者を危険にさらさず、発生頻度が低い事象に対するテクニカルおよびノンテクニカルスキルの獲得が可能」という点が挙げられます。

　麻酔科専攻医が経験するシミュレーション教育は、二次救命処置 ALS や気道管理トレーニング、中心静脈穿刺などが代表的です。**シミュレーション教育**

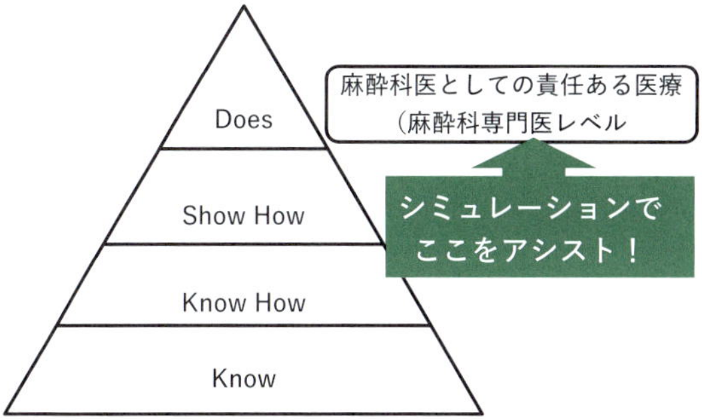

図1　ミラーの学修ピラミッドにおけるシミュレーション教育の意義

は受動的に受講するだけでは意義が薄く「学び方」を考えながら受講していく
姿勢が不可欠です。

シミュレーション学修における「学び方」

　事前の準備はシミュレーション教育の大前提であり、綿密な設計が必要です。ここで強調すべきは、「事前学修の徹底」です。シミュレーション教育は、それまでに獲得した知識を機能的に活用させるため、基盤となる事前学修が必須です。言い換えれば、シミュレーション教育の絶対的な限界は、基本的な知識の習得であるといえます。

　学修目標の作成では、ミラーの学修ピラミッドが活用できます。ミラーの学修ピラミッドは、学修目標を知識の習得である Know から十分にできる Does までの学修者スキルを分類しています。シミュレーション教育は、Know How を Show How へ引き上げる段階や、Show How を Does へ安定化させる段階に重要かつ有効なのです（図1）。

　シミュレーション教育の最大の限界点は基礎的な知識の獲得であるため、シミュレーション教育を行う前に、最低限の知識を座学もしくは講義で習得しておく必要があります。すなわち、シミュレーション教育施行以前に、ミラーの学修ピラミッドの Know および Know How をクリアすることが必要です。次に、シミュレーション教育を活用することで、Know How レベルや Show How のレベルを達成でき、そして、涵養されたスキルを臨床現場でのトレーニングと合わせることで Does へ到達させることができます。

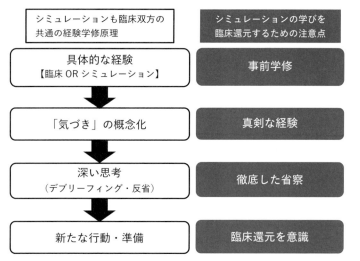

図2　臨床教育とシミュレーション教育における経験型学修と有効な「学び方」

　臨床とシミュレーションに共通の経験型学修に加えて、シミュレーション教育の際に学修者側が留意すべき「学び方」を図2に示します。シミュレーション教育において、受動的な経験は意味がありません。**繰り返しますが「学び方」を考えて受講しましょう。シミュレーションでは「知識」を直接得ることは難しいため、徹底して事前学修を行いましょう。同時に、シミュレーションでは気づきに対する「深い省察」を大切にし、学びを深めていきましょう。そして、その省察の過程において、シミュレーションで得た知識や気づきを臨床に応用していく姿勢を持つことが重要**です。

参考文献・図書・HP
1) 駒澤伸泰，ほか．シミュレーション教育法のユビキタスな普及へ向けて．臨床麻酔 2018；42：1087-91．
2) 駒澤伸泰．シミュレーション医療教育の未来〜臨床教育への還元・統合を意識して持続可能性を担保する〜．LISA 2022；29：1038-41．
3) 駒澤伸泰．実践！医学シミュレーション教育．東京：中外医学社；2019．
4) 駒澤伸泰．シミュレーション医療教育ことはじめ．東京：日本医事新報社；2023．

指導医側になったときに意識してほしいこと
【指導者になったときに実践してほしいこと】

　シミュレーション教育は、模擬体験の後に深く考えて新たな行動へつなげることが目的です。これらの学びのプロセスが物理的、心理的に安全でない場合、学修効果は半減します。現実の臨床現場でない「物理的かつ心理的に安全な環境」であることを教育者と学修者が共有し、確認することが大切です。また、ブリーフィングにおいて、シミュレーションのルール説明も重要です。例として、シミュレーターの頸動脈拍動検知部位などの説明が不十分であれば、シナリオにおける心停止把握で混乱をきたし、学修効果が半減する可能性があります。教育者は、一方的に教える人ではなく、学修者の学びを支えるファシリテーターという調整者の役割を期待されます。ファシリテーターとは、教師でも指導者でもなく、「学修プロセスを管理し、学修チームの成果を高めるために中立的立場で支援する人」と定義されます。関係構築力、傾聴力、構成力などのファシリテーターとしてのスキルが教育者に求められます。教育者は、ブリーフィングの時点ではシミュレーション教育のルールや設定の説明などを主体的に行います。対照的に、新たな行動へつなげるための第三段階であるデブリーフィングにおいて、教育者の役目は大きく変化します。教育者は、学修者が「熟考し、新たな行動改善へつなげる」デブリーフィングを行うための環境調整者としての役割を期待されます。

　系統的なシミュレーション教育の著書を学ばなくても、下記の4点を意識することで、良いインストラクションができると思います。
① 学修者が積極的に参加しやすい安全な環境を構築し、発言を促す
② デブリーフィングの目的を明確化し、参加者を尊重する
③ 学修者が自己経験を振り返り、熟考を支援する
④ 課題の解決面と非解決面を発見し、行動改善を支援する

　もしも、さらにシミュレーション教育の技術を高めていきたいとお考えでしたら、「実践！医学シミュレーション教育. 中外医学社；2019」「シミュレーション医療教育ことはじめ. 日本医事新報社；2023」を手にとっていただけると幸いです。

超音波ガイド下神経ブロックの学び方

新潟大学医歯学総合病院麻酔科　渡部達範

- "plan A block" を覚えよう
- 臨床解剖・超音波解剖をしっかり理解しよう
- 平行法・交差法の針の描出方法を理解しよう
- 神経支配を理解しよう
- J-RACE などの試験を受験しよう

超音波ガイド下神経ブロックを学ぶ意義

　神経ブロックといえば昔は得意な人だけが行う手技でした。2000年代になって超音波を用いて神経を可視化し行う手技が報告されてから、超音波の軽量化・高画質化もあいまって広く普及してきています。麻酔科専門医試験でも問題に出るようになっているため、近年では必須の知識といえます。全身麻酔において、鎮痛はオピオイドの静脈投与で行うことは可能であり、神経ブロックができなくても麻酔自体は施行できます。しかし、全身状態が悪く全身麻酔を避けた方がよい症例に使用したり、質の高い術後鎮痛を提供できたりする点で非常に汎用性が高い方法です。

超音波ガイド下神経ブロック研修の学修目標

ベーシック

- いわゆる "plan A block" と言われる汎用性が高いブロックを覚えよう
- リニアプローブを用いた平行法・交差法の針の描出方法を理解しよう
- 神経支配を理解しよう

1-7 超音波ガイド下神経ブロックの
学び方

表 習得すべき plan A block

成人	小児
腕神経叢ブロック（斜角筋間法）	腕神経叢ブロック（腋窩法）
腕神経叢ブロック（腋窩法）	大腿神経ブロック
大腿神経ブロック	坐骨神経ブロック（膝窩法）
内転筋管ブロック	腹直筋鞘ブロック
坐骨神経ブロック（膝窩法）	lateral QLB
脊柱起立筋面（ESP）ブロック	陰茎背神経ブロック
腹直筋鞘ブロック	仙骨ブロック

QLB：quadratus lumborum block（腰方形筋ブロック）

▶ アドバンス

● コンベックスプローブなどを用いた比較的深いところのブロックを覚えよう

超音波ガイド下ブロック研修で意識すべき「学び方」

▶ plan A block を覚えよう

　汎用性が高く最初に習得するべきブロックが "plan A block" として報告されています。成人では 7 種類、小児では 6 種類の末梢神経ブロックと仙骨ブロックが含まれています（表）。担当患者のほか、自分や同僚に超音波を当てて画像描出方法の練習を行い早い段階で習得しましょう。

▶ 臨床解剖・超音波解剖をしっかり理解する

　神経ブロックは臨床解剖学とも言い換えられるくらい解剖の知識が大事になります。神経の支配領域、ターゲットとする神経の走行などを十分に理解しておく必要があります。覚えきれなければそのつど教科書を確認することも必要でしょう。近年は筋膜面のコンパートメントに薬液を注入するブロックもありますが、これらもどの神経をターゲットにしているのかを覚えておくと役に立ちます。解剖体を用いたセミナーなども国内外で開催されています。積極的に参加することで神経の走行や注入した薬液の広がりを直接確認することは日々のブロックに役立つことは間違いありません。

35

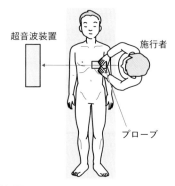

図　超音波装置を置く位置

▶ 運針のスキルを向上させるために超音波装置を置く位置も妥協しない

　運針を適切に行うためには、視線と手元と超音波装置が一直線上に並んでいる必要があります（図）。手術室では比較的広いスペースでブロックを施行することができますので、超音波装置の位置には妥協しないことが重要です。

　また、運針の練習においてはプローブを傾けた練習を行う必要があります。平坦なファントムなどではプローブをまっすぐあてて練習することが多いと思います。この際比較的容易に針を描出することができる方も多いかと思いますが、実際の症例でうまくいかないことも多いのではないでしょうか？　実際の症例では穿刺する画像をきれいに出そうとすると、プローブが傾いていることも少なくありません。プローブが傾くとビームも傾くわけですが、プローブをまっすぐ置いた練習しかしていないとビームの走行が想像できず針の描出が思ったより難しくなってきます。練習の段階からプローブを傾けて針がうまく描出できるようにしておく必要があります。

▶ デルマトーム（dermatome）だけではなくマイオトーム（myotome）、オステオトーム（osteotome）も意識しよう

　手術侵襲は皮膚だけではなく、筋肉や骨にも及びます。皮膚切開部位を支配する神経とその下にある筋肉、骨の支配神経が異なることはよくあります。例として橈骨遠位端骨折を挙げますと、皮膚切開部位は外側前腕皮神経（筋皮神

経）ですが、その下の筋は橈骨神経、骨は正中神経によって支配されていま
す。また、手術手技によって尺側側も牽引されるため尺骨神経のブロックも必
要となり、すべての神経をブロックする必要があります。

◤ J-RACE などの試験を受験しよう

　日本区域麻酔学会の主催で Japanese Regional Anesthesia Certificate Examination（J-RACE）という試験が年 1 回開催されています。試験勉強をすることで知識が整理され、あいまいな部分を補うことができます。2024 年現在のところ受験資格は日本区域麻酔学会の会員であることのみですので麻酔科専門医などを取っていなくても受験することができます。ぜひチャレンジしてみてください。

参考文献・図書・HP

1）Turbitt LR, et al. Future directions in regional anaesthesia：not just for the cognoscenti. Anaesthesia 2020；75：293-7.
2）Pearson AME, et al. New blocks on the kids：core basic nerve blocks in paediatric anaesthesia. Anaesthesia 2023；78：3-8.
3）佐倉伸一編．周術期　超音波ガイド下神経ブロック．東京：真興交易医書出版部；2014.
4）NYSORA HP　https://www.nysora.com/（2024 年 3 月 25 日確認）

指導医側になったときに意識してほしいこと
【指導者になったときに実践してほしいこと】

1 手術ごとに行うブロックを覚えるだけよりも、どこの範囲に効かせる必要があるのか、そのためにはどこの神経をブロックする必要があるのかを十分理解してもらったほうが応用がきくようになります

2 神経をもっともよく描出するためには神経に対してビームを直交させる必要があります。上下左右のほか、深さの変化も重要になります。プローブを傾けることで神経が見やすくなることもしばしばありますので解剖学的な知識を共有することが重要です

3 運針の技術を磨くため人ではなくシミュレーターで行うことは有用ですが、簡単な状況の練習となりがちです。研修生が苦手なことや指導者の経験を活かしてシミュレーターでも難しい状況を作り出して指導することが大切です

3. アウトカム基盤型教育とミラーの学修ピラミッドの正しい理解をしましょう
―責任ある医療行為はどこまで可能か―

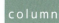
column

　現在の医学教育、特に卒後教育において、アウトカム基盤型教育が求められています。この教育アプローチは、「習得内容を確実に実施できる」ことを重視し、医療行為における個人の責任として捉えています。これが臨床教育の主軸となっています。

　アウトカム基盤型教育と医療者の成長を対比する概念として、ミラーのピラミッドが用いられています。責任を持った診療行為が可能な Does のレベルを保証するのが麻酔科専門医試験であり、専攻医は「質の高い責任ある診療能力を目指す後期専門研修」として Show How から Does を目指しているといえるのではないでしょうか（ちなみに、ミラーのピラミッドの観点からは、卒前麻酔科教育は知識的側面である Know からシミュレーションを用いて基本的臨床手技の手順を理解していることを示す Know How です）。

　麻酔科専門研修の目標を Does とするのであれば、専攻医は麻酔科関連の知識（Know）、知識の実践（Know How）などを徹底的に固めておく必要があります。すなわち、知識や一つ一つのスキルを確実に習得しつつ、それらを統合して責任ある麻酔管理を提供できることが目標になります。ちなみに近年、10年間行うと「あるがまま ≒ Is」の状態に到達できるという報告もあります。確かに多くの麻酔科医が専門医になってからも数年は成長を実感できた、と述べていることから、このミラーの学修ピラミッドは非常に有効なのかもしれません。

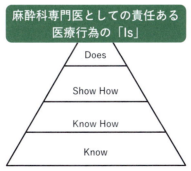

図　ミラーの学修ピラミッド

（駒澤　伸泰）

困難気道管理の学び方

ひだか病院麻酔科　羽場政法

- 困難気道管理は患者の生命を左右する医療行為です
- 困難気道管理は、日常の気道管理に含まれます
- 困難気道は、頻度が低いが、必ず遭遇します
- 困難気道管理は、「知識」「器具を扱う技術」「ノンテクニカルスキル」を必要とします
- 頻度の低い困難気道はシミュレーションを通して体験し、対策を学ぶことができます
- 困難気道管理のシミュレーション教育は職場内の多職種連携を推進する教育として使用できます

困難気道管理を学ぶ意義

　われわれ麻酔科医は、麻酔薬を使用し、自らの手で患者の呼吸を停止させます。この一点において、病棟や救急外来で行われる気道確保と手術室で行われる気道確保は期待される結果が異なります。病棟や救急外来では気道確保自体が目的であり、気道確保をすることは感謝される治療行為です。また気道確保がうまくいかない場合、残念ではありますが、多くの場合問題にはなりません。一方、手術室での気道確保は成功して当たり前です。成功しても患者家族から感謝されることはなく、気道確保がうまくいかなければ問題になるでしょう。麻酔科医には、気道を**安全に当たり前に管理する**ことが求められます。多くの場合、予定された方法で安全に気道確保が行われますが、まれに予期せぬ困難気道に出会います。あるいは、事前に困難気道が予測され、通常とは違う方法で気道確保を試みることがあります。困難気道は、対応が難しいうえに、時間的制約が存在します。困難気道管理の失敗は結果として生命の危機や後遺症につながります。

1-8 困難気道管理の学び方

困難気道管理を安全に実践するために「知識」を増やし「気道確保スキル」と「ノンテクニカルスキル」を身につけてください。これらの努力は、手術を受けるすべての患者に、安全な気道確保を提供します。

困難気道管理の学修目標

▶ ベーシック

- ●日本麻酔科学会の気道管理ガイドラインのアルゴリズムを理解しましょう
- ●困難気道が起こりやすい、患者の特性や病態を理解しましょう
- ●日本麻酔科学会の気道管理ガイドラインのアルゴリズム（Japanese Society of Anesthesiologists-Airway Management Guideline Algorithm：JSA-AMA）では酸素飽和度ではなく換気が指標であることを理解しましょう
- ●指導医師のサポートの元、さまざまな挿管器具、方法を経験し技術を習得しましょう
- ●まれな症例はシミュレーション教育で経験し技術を習得しましょう

▶ アドバンス

- ●予期せぬ困難気道では、早期に困難気道であることを認識できるようになりましょう
- ●気道確保時のノンテクニカルスキル「チームワーク」「役割管理」「状況認識」「決断」を意識して困難気道に対応しましょう
- ●困難気道管理はチームでの対応が必要となります。困難気道管理シミュレーション教育に参加しましょう

困難気道管理で意識すべき「学び方」

◀ 困難気道管理は気道管理に含まれます

JSA-AMA では日常の気道管理から困難気道対策まですべてを含んでいます。日常の気道管理で突然困難気道症例に出会うことを考えると、シームレス

41

に対応がつながっているアルゴリズムは臨床現場で使用しやすいものだと考える事ができます。世界各国から困難気道のガイドラインが出版されていますが、JSA-AMA を中心に学ぶことをお勧めします。

▶ 事前に困難気道を予測することによって、余裕を持って対策をすることができます

困難気道を起こしやすい体表的特徴や疾患を知りましょう。JSA-AMA には CVCI（Cannot Ventilate, Cannot Intubate）を起こしやすい 12 の特徴が示されています。麻酔科特有の診察を日頃から実践しましょう。受け持ち患者に初めて経験する基礎疾患があれば、麻酔関連で報告がないか、参考書や論文を通して調べておきましょう。

▶ JSA-AMA は「酸素飽和度」ではなく「換気」で進むべき方向が決まります

胸郭の上がりやカプノグラフを用いて換気状態を判断します。これらにより少しでも早く患者の異常に気がつくことができます。**指標が「換気」であることを常に意識**して学びましょう（図 1）。

▶ グリーンゾーンは日常的に行われる気道確保をあらわします

グリーンゾーンで行うべきことは**アルゴリズム枠外に記載されている換気改善方法**です。これらの換気改善方法は日常の気道確保で実践することができます。積極的に使用し換気改善効果を学んでください（図 1）。換気改善方法を

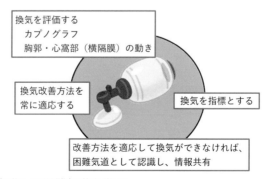

図 1　換気を意識して困難気道を学ぶ

用いても換気の改善が達成されず、気管挿管できなければ予期せぬ困難気道として、イエローゾーンに進みます。JSA-AMA は気道管理アルゴリズムと困難気道アルゴリズムがシームレスにつながっているため、早期に困難気道を認識することができます。換気を中心に学ぶことで日常の気道管理が困難気道の早期発見につながります。

▶ 指導医のもと、さまざまな気道確保器具の使い方を学んでください

　経験に基づいた熟練の技も教えてもらいましょう。一方、形状が似ている製品の使用には注意してください。使用方法がまったく異なるにも関わらず、形状が似ているため同じような使用方法をすると誤解されていることがあります。**必ず添付文章を読み、正しい使い方を学びましょう。**初めて使用する器具はシミュレーターを使ってタスクトレーニングすることも検討しましょう。タスクトレーニングでイメージをつけ実臨床で具体的な経験として学びましょう。輪状甲状間膜穿刺や気管支内視鏡を用いた挿管など、まれな手技もタスクトレーニングが適しています。

　まれな疾患に対する対策やノンテクニカルスキルの習得はシミュレーション教育が効果的です。自施設で開催されていることが望ましいですが、自施設で開催されていない場合は、公募型の講習会も存在します。ぜひ参加してみてください（図 2）。

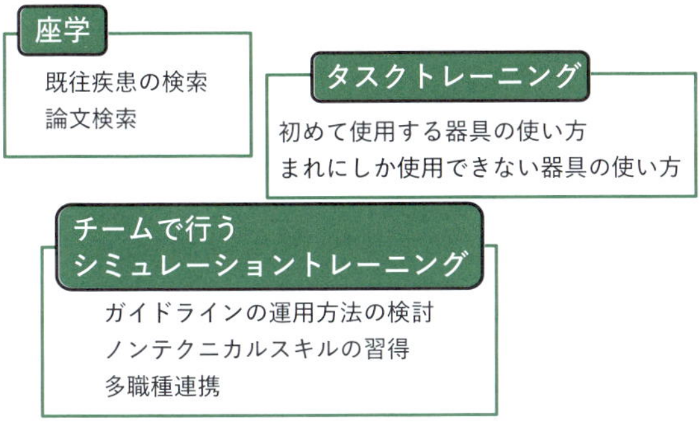

座学
既往疾患の検索
論文検索

タスクトレーニング
初めて使用する器具の使い方
まれにしか使用できない器具の使い方

**チームで行う
シミュレーショントレーニング**
ガイドラインの運用方法の検討
ノンテクニカルスキルの習得
多職種連携

図2　習得内容に合わせた学び方

参考文献・図書・HP

1) 日本麻酔科学会．気道管理ガイドライン 2014．https://anesth.or.jp/users/person/guide_line（2024 年 1 月 31 日確認）
2) 日本麻酔科学会・周術期管理チーム委員会編．周術期管理チームテキスト第 4 版．神戸：公益社団法人日本麻酔科学会；2021．
3) 高橋眞弓ほか編．まれな疾患の麻酔 AtoZ．東京：文光堂；2015．
4) 羽場政法ほか．ノンテクニカルスキル習得のためのシミュレーション教育の意義― ANTS System の紹介 ―．日臨麻会誌 2015；35：533-7．
5) 日本医学シミュレーション学会．DAM 実践セミナー．http://jams.kenkyuukai.jp/about/（2024 年 1 月 31 日確認）

指導医側になったときに意識してほしいこと
【指導者になったときに実践してほしいこと】

1 普段のチームメンバーと行うチームトレーニングはより効果を発揮します。自施設でシミュレーショントレーニングを開催してください

2 指導する側は一人で対応するよりパフォーマンスが下がります。自身のサポート限界より一歩早く業務の交代を行いましょう

3 研修医により多くの経験をさせるために、自身の能力を高め、サポートできる範囲を増やしましょう

4 器具の添付文章には適正な使い方が書かれています。必ず一読して指導に当たりましょう

4. 麻酔科専門研修の4年間で
いかにしてアクティブラーニングを保つか

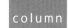

　図に1人の医学生が初期臨床研修を経て麻酔科医として成長する過程を示します。医学部入学後に医学生は、「総括的評価（正解・不正解の評価）」と「形成的評価（フィードバック的な評価）」を受けながら、最低6年間にわたり医学に関連する幅広い知識やスキルを習得します。そして、その学修目標の総括的評価として進級試験や卒業試験、そして医師国家試験という評価を受けます。要するに、進級や卒業などの総括的評価が卒前は主流でした。

　さらに、2年間の初期臨床研修後に、麻酔科を専門診療科として選択し、後期専門研修を開始した場合も、最低4年間は形成的評価を受けながら、総括的評価である麻酔科専門医試験を目指すことになります。つまり、麻酔科医を目指す医師は医師国家試験後、最低でも6年間は形成的評価を受け、十分なスキル獲得を行った後、麻酔科専門医試験を受験し、総括的評価を受けることになります。ゆえに専攻医自身が「どのような意識を持てば、アクティブラーニングを維持でき、確実に学び、最大限成長できるか」を意識する必要があります。

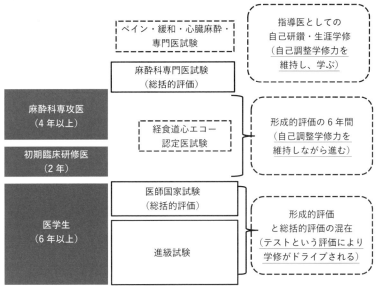

図　麻酔科医としての成長過程

麻酔科専門研修の4年間は試験がありません。アクティブラーニングをいかに実践できるかがポイントです。

（駒澤　伸泰）

1-9 超音波ガイド下中心静脈穿刺の学び方

新潟大学医歯学総合病院麻酔科　古谷健太

- ●中心静脈カテーテル挿入および抜去は、致死的な合併症が生じることがある、リスクの高い手技であることを認識しましょう
- ●穿刺時の機械的合併症を減少させるために、リアルタイム超音波ガイド下穿刺技術の習得とピットフォールの理解は必須です
- ●ガイドワイヤーの確認も忘れずに行いましょう
- ●穿刺がうまくいかないときは、術者交代や中止を考慮しましょう
- ●超音波ガイド下中心静脈穿刺でも、カテーテル先端の位置異常を防ぐことはできません

超音波ガイド下中心静脈穿刺の意義

　まずは「**中心静脈穿刺は、患者を死に至らしめる可能性がある手技である**」ことを認識しましょう。日本医療安全調査機構の「中心静脈カテーテル挿入・抜去に係る死亡事例の分析 第 2 報」によれば、**中心静脈カテーテル挿入・抜去に関連して平均すると毎月約 1 名の患者が死亡している**ことが明らかになりました。加えて、**2017 年に同機構が医療事故の再発防止に向けた提言を出したあと、5 年が経過しても中心静脈カテーテル関連の死亡事例が減少していない**ことが分かりました。

　次に、穿刺リスクが高い患者を識別しましょう。穿刺リスクは、全身状態によって生じるリスクと解剖学的リスクがあります。全身状態によって生じるリスクは血管内脱水、るいそう/肥満、出血凝固異常（血小板減少、凝固障害、抗血小板薬/抗凝固薬使用など）、仰臥位・頭低位困難、不穏/意思疎通困難などが挙げられ、解剖学的リスクは血管の細さや深さ、動脈や神経との位置関係、血栓の存在などが挙げられます。

　2000 年代後半から超音波ガイド下中心静脈穿刺の系統的な方法論が提唱さ

れ始めました。またその間の超音波機器の進歩とともに、リアルタイム超音波ガイド下中心静脈穿刺は、現代における標準的手技になりました。一方で**超音波ガイド下中心静脈穿刺にはピットフォールが存在し、それらを理解していないと、かえって穿刺リスクを高める結果**となってしまいます。したがって、超音波ガイド下中心静脈穿刺を行う者は、事前に系統立てたシミュレーショントレーニングコースを受講済みであることが推奨されています。日本麻酔科学会が「安全な中心静脈カテーテル挿入・管理のためのプラクティカルガイド2017」を発行しており、詳細が記されているため、一度は目を通してみましょう。

超音波ガイド下中心静脈穿刺の学修目標

▶ ベーシック

- ●標的血管ごとの利点・欠点およびその超音波解剖を理解しましょう
- ●針の先端を描出・同定するための理論を理解しましょう
- ●短軸/長軸アプローチ、および交差法（out-of-plane approach)/平行法（in-plane approach）の利点、欠点を理解しましょう
- ●中心静脈穿刺に伴う合併症を理解しましょう
- ●超音波ガイド下穿刺の限界とピットフォールを理解しましょう

▶ アドバンス

- ●中心静脈穿刺に伴う合併症発生時の対応を理解しましょう
- ●末梢挿入型中心静脈カテーテル（peripherally inserted central venous catheter：PICC）の挿入と取り扱いについて理解しよう
- ●中心静脈カテーテル先端の位置異常は、超音波ガイド下中心静脈穿刺でも減らすことができないことを理解しましょう

超音波ガイド下中心静脈穿刺で意識すべき「学び方」

■ 針を追いかけるのではなく「針先」を追いかけ、血管前壁のみを穿刺することを目指しましょう

短軸交差法、長軸平行法いずれの方法を用いても、**針先が同定できていなければ正しく血管穿刺を行うことができない**ばかりか、機械的合併症を引き起こしかねません。**針の途中部分がいくら鮮明に描出されていても意味がありません**（図 1）。確実に針先を同定し、血管前壁まで誘導することが必須です。理想は前壁のみを穿刺することですが、状態の悪い患者や血管径の細い患者では難しいことがあります。

■ 短軸交差法、長軸平行法の利点・欠点を理解し、使い分けましょう

それぞれの利点・欠点を表に示します。標的血管の位置や解剖学的特徴、自身の穿刺技術を踏まえ、最適なアプローチを検討しましょう。簡潔な穿刺理論について、図 2 に示しました。長軸平行法に関しては、Tokumine らの報告が手技の参考になります。

■ ガイドワイヤーが目的の血管内にあることを確認しましょう

ダイレーターを入れるまでは、仮に誤穿刺があったとしても、血管に対する損傷は小さく済みます。ガイドワイヤーが目的の静脈内にあることを、短軸および長軸像で確認しましょう。正しい標的血管に留置されていれば、ガイドワイヤーが徐々に血管の後壁に沿うような形で進んでいきます（図 3）。

■ 穿刺がうまくいかない場合、術者の交代や処置の中止・延期を考慮しましょう

特に穿刺困難例や穿刺リスクが高いと判断される場合、事前に術者交代や中止のための基準を決めておきましょう。多数回穿刺は合併症を増加させる因子ですので、**緊急性が高くない限りは、仕切りなおすことも選択肢**です。医療事故の再発防止に向けた提言では、穿刺リスクの有無や交代の基準を含めたタイムアウトを行い、術者と周囲のスタッフとの情報共有を行うことが推奨されています。

1-9 超音波ガイド下中心静脈穿刺の学び方

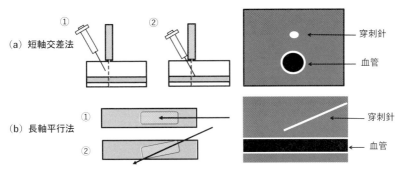

図1 どちらも似たような超音波画像が得られる

表 短軸交差法と長軸平行法の利点・欠点

(a) 短軸交差法

利点	欠点
ビーム面に向かって針を刺していくので、(理論上は) その面を通過するときに必ず針を描出できる	ビーム面を通り過ぎると、穿刺針の先端がわかりにくい (シャフトと先端の鑑別が困難) ビーム面に針が到達する手前で周辺組織を損傷する可能性がある
プローブを自由に動かせる (自由度が高い)	プローブと針の両方を操作しなくてはならない点で、技術的に難しい
屈曲した血管や細い血管、末梢血管にも応用しやすい	深い血管では、針先が描出しづらい
血管の真ん中 (一番太い場所) を狙うことができる	
プローブを置くスペースが少ない (短頸、小児など) 穿刺部位が限られる患者にも応用できる	

(b) 長軸平行法

利点	欠点
穿刺針の刺入経路全体を可視化できる (誰が見ても、わかりやすい)	狭いエコービーム面に針を描出するために、一定の技術が必要である (これができない場合、見えていない部分で損傷を起こす可能性がある)
プローブを動かさなくてよい＝針 (片手) のみの操作で済む	プローブを動かせない (プローブを固定する技術が必要)
(交差法と比べて) 深い血管にも対応しやすい	プローブの幅よりも穿刺スペースがない人には応用できない
	血管の真ん中がわかりにくい (一番太い部分を真ん中とみなす)

49

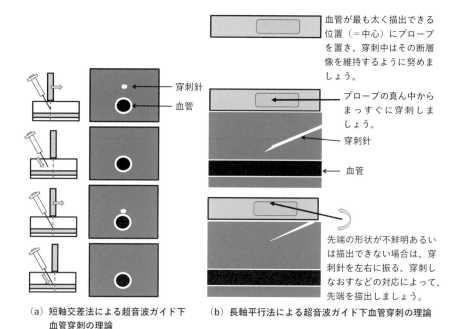

(a) 短軸交差法による超音波ガイド下血管穿刺の理論

(b) 長軸平行法による超音波ガイド下血管穿刺の理論

図2　簡潔な穿刺理論

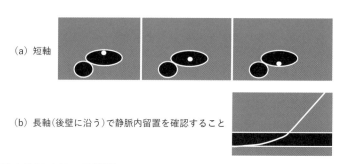

(a) 短軸

(b) 長軸(後壁に沿う)で静脈内留置を確認すること

図3　ガイドワイヤーの確認

超音波ガイド下中心静脈穿刺の
学び方

1-9

参考文献・図書・HP

1) 医療事故の再発防止に向けた提言第17号：中心静脈カテーテル挿入・抜去に係る死亡事例の分析 第2報（改訂版）2023年3月，日本医療安全調査機構 https://fa.kyorin.co.jp/medsafe/files/teigen17.pdf（2024年7月20日確認）

2) 日本麻酔科学会．安全な中心静脈カテーテル挿入・管理のためのプラクティカルガイド2017．https://anesth.or.jp/files/pdf/JSA_CV_practical_guide_2017.pdf（2024年7月20日確認）

3) Tokumine J, et al. Three-step method for ultrasound-guided central vein catheterization. Br J Anaesth 2013；110：368-73.

4) Kohyama T, et al. Inadvertent catheter misplacement into the subclavian artery during ultrasound-guided internal jugular venous catheterization：a case report. JA Clin Rep 2023；9：58.

指導医側になったときに意識してほしいこと
【指導者になったときに実践してほしいこと】

1 実際の患者で手技を行う前に、シミュレーターを用いて十分なトレーニングを行わせるよう指導しましょう

2 中心静脈カテーテル先端の位置異常は、超音波ガイド下中心静脈穿刺でも減らすことができないことを理解しましょう
　先端の位置確認や合併症の検索のため、中心静脈カテーテル挿入後に胸部X線撮影を行います。カテーテル挿入過程での抵抗感、不十分あるいは不自然な逆血、あるいは胸部X線撮影正面像での位置異常（カテーテルの右第一弓からの逸脱など）のうちいずれか一つでも認めた場合は、カテーテルの目的外血管への迷入あるいは血管外逸脱を疑い、側面像を追加すること、CTを撮影すること、造影検査を行うことなどによって、カテーテル位置を確認しましょう。迷入する可能性のある静脈の例として、左右の内胸静脈、心膜横隔静脈、奇静脈、右下甲状腺静脈が挙げられます。

3 代替方法として、PICCを活用しましょう
　PICCは安全性が高いことが知られています。手技に習熟し、特に中心静脈の穿刺リスクが高い患者において、PICCの使用を考慮しましょう。

51

ペインクリニック短期研修の学び方

新潟大学医歯学総合病院麻酔科　渡部達範

- ●痛みの発生機序を考え治療方針につながるような問診や診察を行おう
- ●発生機序に対応した治療薬を覚えよう
- ●痛みの改善よりも生活の質の向上に目を向けよう
- ●慢性疼痛の病態を理解しよう
- ●多職種連携の重要性を理解しよう

ペインクリニック短期研修を学ぶ意義

　全身麻酔や集中治療で人工呼吸器管理されている患者でも鎮痛を行うことは非常に重要です。ペインクリニック研修では覚醒している患者にブロックや投薬を行うことで直接その鎮痛効果を聞くことができます。麻酔科が持っている鎮痛法の効果を実感することは、将来ペインクリニックを選択しない場合にも役に立ちます。短期研修の中では主に器質的疾患のある急性疼痛を診ることから始め、その中で慢性疼痛患者の実態にも触れ、その病態について理解することは痛み診療に関わるものとして知見を広げることに役立つでしょう。

ペインクリニック短期研修の学修目標

▶ ベーシック

- ●侵害受容性疼痛と神経障害性疼痛の鑑別をできるようにしよう
- ●神経障害性疼痛の治療ガイドラインを理解しよう
- ●慢性疼痛の病態を理解しよう

▶アドバンス

- ●慢性疼痛患者の心理社会的要因を聞き取ろう
- ●多職種連携の重要性を知ろう

ペインクリニック短期研修で意識すべき「学び方」

▶痛みの性状の評価・生活の質（QOL）の評価を行おう

　患者は「痛み」を主訴にペインクリニック外来を受診します。「痛み」の部位、期間、種類などを聴取し、治療方針につながるような問診や診察を行うことが重要です。痛みについてはその部位、性状、発症のタイミング、受傷などのきっかけ、増悪因子・寛解因子などを問診します。痛みの持続時間によって急性の経過か慢性の経過かを判断します。3カ月未満であれば急性疼痛、3カ月以上であれば慢性疼痛に分類されます。また、痛みによって日常生活が障害されているケースも多々あります。睡眠障害、摂食障害＝体重減少などの程度を把握します。生活の障害度をスコア化する（pain disability assessment scale：PDAS）ことも有効です。そのほか、どのような仕事をしているか、家族構成なども把握しておくことが重要です。

　診察には整形外科的な手技が必要となり、関節可動域の測定や知覚低下、アロディニアの有無や徒手筋力テスト（manual muscle test：MMT）などを測定します。神経ブロックも診断を行ううえで重要です。診察から痛みの原因と考えられる神経に局所麻酔薬を投与し、除痛が得られれば原因神経として診断できます。

▶痛みの発生機序とそれに対応した治療薬を覚えよう

　治療方法を決めるうえで痛みの発生機序を診断することは重要です。侵害受容性疼痛は術後痛などに代表される何らかの侵襲が加わった部位に起こる痛みであり、体性痛なのか内臓痛なのかあるいは両方なのかを評価する必要があります。神経障害性疼痛は「体性感覚系（痛みを伝える神経）の損傷や疾患の直接的な結果として引き起こされる疼痛」と定義されており、神経の支配領域に一致して痛みを生じます。脊髄または神経根レベルでの障害であれば脊髄のデ

ルマトームに、末梢神経レベルであれば末梢神経のデルマトームに沿って症状がみられるため、症状を説明できる神経があるかどうかを特定することが重要です。器質的疾患がある場合は、CT・MRIなどの画像診断や血液検査所見など他覚的所見を得ることができます。他覚的所見が見られない場合でも、原因がないとは言い切れませんが、あったとしてもごくわずかであり通常では痛みの原因となるようなものではないと考えられます。器質的疾患が見つからない場合、社会心理的要因により中枢性の変化がもたらされる痛覚変調性疼痛であることがあります。

　侵害受容性疼痛に関してはNSAIDsやアセトアミノフェンなどが、神経障害性疼痛に関してはそのガイドラインに沿って治療を行います。第一選択薬にはデュロキセチンやガバペンチノイド、三環系抗うつ薬などが、第二選択薬としてはトラマールやワクシニアウイルス接種家兎炎症皮膚抽出液含有製剤（ノイロトロピン®）を、第三選択薬には強オピオイドの使用が推奨されています。また神経ブロックが有効である場合には、長く効果が続くようにすることを目的に高周波熱凝固療法やパルス高周波療法などが行われます。前者は70〜90℃の熱を加えて神経を変性させる方法であり運動神経を含む神経では運動麻痺を生じてしまいます。後者は42℃以下で間歇的に通電することで電場を発生し神経を直接破壊せずに鎮痛を得ることができるため、運動神経への影響が少ない方法になります。

▲ QOLに重きを置いたゴール設定を行う

ペインクリニックの外来では痛みを0にすることよりもQOLを改善することが一つの目標となります。

　急性期の痛みが強い時期は、夜も眠れない・食事がとれないことが問題になりますのでその状況を把握し改善を試みます。その次には職場や家庭での仕事に関するものが問題となります。仕事内容を変えることはできるのか、家事などは何を担っているのか・手伝ってくれる人がいるのかなどの状況を把握します。日常生活が何とかなるようになっても、旅行などの趣味をする気力が起こらない、または恐怖がありできなくなっている場合もあります。「痛いからできない・迷惑をかけないか心配だ」などの考えから、痛みがなくなってから行うと言われることも多々ありますが、今現在、痛みがあってもできていることも多いことに気づかせることで、痛みがあってもできることが増えていき患者

の QOL を改善することができます。**痛み自体の軽減のみに注視せず QOL の改善に重きを置くことが大切です。**

慢性疼痛は危険信号としての痛みとは大きく異なる

　3 カ月以上続く痛みは慢性疼痛に分類されます。器質的疾患が長引いている場合、これは大学などで習う生物モデルで説明することが可能な、「危険信号としての痛み」であり、原疾患の治療が必要です。一方、器質的疾患が見つからないことも慢性疼痛では多くあります。**これらの痛みには仕事・家庭内のストレスなどの心理社会的要因が関わっている場合が多々あります。**

　このような慢性疼痛の概念は学生の間に学ぶ場が少なく、医師自体もそのような概念を知らないケースが多々あります。現在、慢性疼痛診療システム均てん化事業というものが日本全国で行われ慢性疼痛の概念を広める取り組みがなされています。短期研修の中で慢性疼痛の治療を十分に行えるようにすることは難しいと思いますが、そのような患者がいる、ということはぜひ理解するようにしてほしいと思います。

多職種連携の重要性

　器質的疾患が見つからない慢性疼痛の患者では前述のとおり心理社会的要因があることもあり、忙しい外来ではなかなかすべてを聞き出すことは難しいです。このような患者では、患者の同意を得て心療内科や精神科にコンサルトし心理療法士などに話を聞いてもらう、必要ならカウンセリングを行うことが重要となります。また、慢性疼痛患者は体を動かすことを怖がる、いわゆる運動恐怖を持つことがしばしばあり QOL を大きく損ねています。急性疼痛では安静も一つの治療になりますが、慢性疼痛では安静は治療にならずむしろ萎縮などの廃用を引き起こしてしまいます。痛みが取れてから動くと言う方が多いですが、リハビリ科などにコンサルトし理学療法士・作業療法士とリハビリを行うことで、できる運動に気付くことができ QOL が改善することがしばしばあります。**器質的疾患が見つからない患者では、自分一人で解決できるとは思わず多職種と連携して包括的に評価していくことが重要です。**

参考文献・図書・HP

1) ペインクリニック治療指針改訂第 7 版．文光堂．2023．
2) 慢性疼痛診療ガイドライン．シービーアール．2021．
3) 慢性疼痛治療ガイドライン．https://jspc.gr.jp/Contents/public/kaiin_guideline.html（2024 年 1 月 9 日確認）
4) 神経障害性疼痛薬物療法ガイドライン　改訂第 2 版．https://jspc.gr.jp/Contents/public/kaiin_guideline.html（2024 年 1 月 9 日確認）
5) インターベンショナル痛み治療ガイドライン．https://jspc.gr.jp/Contents/public/kaiin_guideline.html（2024 年 1 月 9 日確認）
6) がん性痛に対するインターベンショナル治療ガイドライン．https://jspc.gr.jp/Contents/public/kaiin_guideline.html（2024 年 1 月 9 日確認）
7) 非がん性慢性疼痛に対するオピオイド鎮痛薬処方ガイドライン 改訂第 2 版．https://jspc.gr.jp/Contents/public/kaiin_guideline.html（2024 年 1 月 9 日確認）

指導医側になったときに意識してほしいこと
【指導者になったときに実践してほしいこと】

1 必ずしも診断をすることが必要ではなく、問診や身体診察から治療につながるように評価を行えることが必要かと思います。侵害受容性疼痛なのか、神経障害性疼痛なのか、神経障害性疼痛ならどこの神経が障害されていそうなのかということがわかるようになることを伝えられるようにしましょう

2 慢性疼痛の患者では、器質的疾患を見逃してはいけないので各種検査を行う必要はありますが、原因が見つからなかった場合は心理社会的要因があり多職種連携を行う必要があることを伝えられるようにしましょう

5. 学び方を磨きあげる自己調整学修力

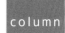

　医学領域に限らず、教育分野で「アクティブラーニング」が強調されており、小学校低学年の指導要綱にまで採用されています。アクティブラーニングは、指導医からの単一方向の講義で知識を覚えるのではなく、学修者が主体的に参加し、仲間と協力しながら問題を解決する能動的な学修を提唱する概念です。アクティブラーニングは成人教育において不可欠であり、医学部受験や医師国家試験の合格者である本書の読者もこれを十分に理解しているはずです。

　麻酔科専門研修を例に取ってみましょう。「日々の臨床活動においても、受動的な姿勢で時が過ぎるだけでは、学修効果が薄い」ことは誰もが認めるでしょう。アクティブラーニング、つまり自分から疑問や問題を探求する姿勢が、麻酔科学や周術期管理学のテクニカルスキルやノンテクニカルスキルを獲得するうえで不可欠です。

　アクティブラーニングには、「学修者間の相互作用」「教育者からの速やかなフィードバック」「学修者への期待と尊重」といった要素が必要です。しかし、医学教育でアクティブラーニングを導入する際に、もっとも重要な要素は「学修者と指導者の信頼関係」です。つまり、指導体制が学修に対する心理的に「安全な環境」であることを保障しない限り、アクティブラーニングを麻酔科専門研修の間、維持することはできないでしょう。言い換えれば、専攻医にとっても指導医にとっても信頼できる教育機関であることが、効果的な学修と教育の必須条件なのです。

　アクティブラーニングの維持には、専攻医自身の工夫も不可欠です。能動性は外部から与えられるだけでなく、自己育成することが重要です。これを自己調整学修力と呼びます。「専攻医が自分の学修プロセスで、自らモチベーションを維持し、学修行動にどれだけ能動的に関与できるか」という自己調整を育むことが重要です。この自己調整学修力は、指導医の生涯学習においても中心的な役割を果たすことが予想されます。アクティブラーニングを支える自己調整学修力を育むためにも、本書の医学教育理論を活用いただければ幸いです。

（駒澤　伸泰）

緩和医療短期研修の学び方

香川大学医学部地域医療共育推進オフィス　駒澤伸泰

- 緩和医療とペインクリニックはアプローチが少し異なります
- 緩和医療特有の、消化器症状・呼吸器症状・せん妄対応等を学びましょう
- 指導者が内科・外科系の場合、アプローチの違いを理解しましょう
- 緩和ケアに関わる医療職種の種類と役割を理解しておきましょう
- しかし、手術室やペインクリニックとは違う環境だからこそ学びは大きくなります

緩和医療短期研修の意義

　麻酔科医は、鎮痛に関する知識とスキルを活かし、緩和医療分野で重要な役割を果たすことができます。これに関連して、専攻医の中には短期間の研修を行うケースが多いと思います。しかし、ペインクリニックにおける神経障害痛の管理が中心であるのに対し、緩和医療は侵害受容痛や他の身体症状も多岐にわたるため、性質が異なる側面があります。

　例えば、周術期のオピオイド使用では副作用である呼吸抑制と悪心が問題とされますが、緩和医療では日常生活に意識的に影響する浮遊感や眠気などが重要視されます。同様に、一般的に手術室勤務を主体とする麻酔科医は、終末期の呼吸困難や消化器症状に対する経験が少ないため、注意が必要です。せん妄に関しても、**術後せん妄と終末期におけるせん妄では原因と治療が異なる**ため、注意が必要です。

　また、**緩和医療は、指導医が麻酔科出身でなく内科や外科出身者であることも多く、そのアプローチの違いに留意する**必要があります。手術室とは異なる

環境であり、ペインクリニックとも異なる特性がありますが、逆に多くの学び があります。可能な限り、事前学修を行ったうえで研修を受けることが重要で す。特に、緩和ケアに関連する職種とそれらの典型的な役割を理解していない と、チーム医療の一翼を担うことは難しいでしょう。

　将来的には、**緩和ケアチームなどに所属する際に、自身が貢献できることを 具体的にイメージ**していきましょう。それぞれの緩和医療システムを十分に理 解し、麻酔科的アプローチを適用する場面を見つけることは、大きな貢献につ ながる可能性があるのです。

緩和医療短期研修の学修目標

▶ ベーシック

- ●治療時から始まる緩和ケアの概念を理解しましょう
- ●全人的苦痛の概念を理解しましょう
- ●がん性疼痛のラダーについて理解しましょう
- ●オピオイドの副作用について理解しましょう

▶ アドバンス

- ●鎮痛補助薬の効果と意義について理解しましょう
- ●呼吸困難に対するケアと治療について理解しましょう
- ●消化器症状に対するケアと治療について理解しましょう
- ●終末期せん妄に対するケアと治療について理解しましょう

緩和医療短期研修で意識すべき「学び方」

　ここでは、緩和医療の指導者が麻酔科出身で、麻酔科医を短期研修で受け入 れる場合の注意点を述べたいと思います。参考文献にあるような日本緩和医療 学会が提供している学修資料を理解することも有効です。

▶ 緩和ケアの施設ごとの特徴を理解しておく

　診療環境が緩和ケア病棟、緩和ケアチーム、緩和ケア外来、訪問診療のいず

れかで患者のケアが大きく変わることをまず理解しておく必要があります。

▶ 薬物使用量や種類に細心の注意を払う

手術室とは硬膜外麻酔の濃度、オピオイドの種類や投与量が異なります。特に**オキシコンチン系の内服や持続静脈投与に関する指示などは注意深く見守る必要**があります。緩和領域でのオピオイド処方で盲点となりうる部分を表に示します。

▶ 硬膜外麻酔や神経ブロック後のモニタリングが、手術室と異なることを意識する

いわゆるバイタルサイン測定やモニタリングが周術期と異なることを理解する必要があります。

▶ 患者や家族への説明は共有しておく

手術室における1症例1麻酔科医ではなく、指導医と専攻医で患者のケアをすることが多くなります。**日常的なコミュニケーションは問題がなくても、重要な説明などで診療チーム内での齟齬を避ける**ために徹底的な情報共有を意識しましょう。

表　緩和領域でのオピオイド処方で注意すべき点

①痛み治療の目標を定める
　(何をできるようになりたいかを主軸に考える、過剰鎮痛は日常生活に負の側面も大きい)

②「経口摂取ができるか」「呼吸困難があるか」「腎機能障害があるか」を考慮してオピオイドを選択
　(あくまでも経口主体であることを意識する)

③レスキュー準備とオピオイド副作用対策を綿密に行う

参考文献・図書・HP

1）日本緩和医療学会 HP．https://www.jspm.ne.jp/（2024 年 7 月 20 日確認）
2）日本緩和医療学会 PEACE プロジェクト．http://www.jspm-peace.jp/（2024 年 7 月 20 日確認）

指導医側になったときに意識してほしいこと
【指導者になったときに実践してほしいこと】

1 事前に緩和医療の特徴と注意点について予習してもらいましょう
2 緩和ケアの施設ごとの特徴を理解してもらいましょう
3 薬物使用量や種類に細心の注意を払って指導しましょう
4 硬膜外麻酔や神経ブロック後のモニタリングが、手術室と異なることを意識してもらいましょう
5 患者や家族への説明は共有しておきましょう

集中治療短期研修の学び方

隠岐広域連合立隠岐病院麻酔科　助永親彦

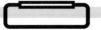

- 酸素需給バランスの重要性：集中治療の基本概念として、酸素の需要と供給のバランスを理解し、維持することが非常に重要です
- 総合的な知識の必要性：呼吸や循環管理だけでなく、感染症、栄養、腎代替療法、神経集中治療など、広範囲にわたる領域についての知識が求められます
- 「By system」による患者評価：患者の状態を網羅的に把握し、カルテに記載するための体系的なアプローチが有用です
- 臨床倫理の基盤：集中治療における医学的知識や技術の習得に加えて、患者の尊厳や自己決定権を尊重する臨床倫理の考え方が不可欠です
- 多職種連携の重要性：患者ケアにおいて、看護師、薬剤師、臨床工学技士（CE）、理学療法士（PT）などの他職種との連携がきわめて重要になります

集中治療短期研修の意義

　麻酔科医は手術麻酔管理を通じて、呼吸や循環に関するスキルや知識は他科の医師より抜きん出ています。その能力は手術室以外でも求められており、その1つが集中治療の領域です。ハイリスクや重症の術後患者を集中治療室（ICU）で管理することもあると思いますので、手術麻酔中心の業務であってもICUとは近い距離にはあると思います。しかし、ICUは当然手術関連以外の内科系患者なども管理する場所でもあり、そこで従事する集中治療医は手術麻酔以外の能力も求められることになります。

　手術麻酔で学んだ呼吸・循環管理は集中治療においても非常に強い武器になりますが、感染症、栄養、腎代替療法、神経集中治療などの領域は手術麻酔で

はあまり触れることが少ない領域であり、これらを学ぶことによって麻酔科医の能力は非常に大きなものになります。また、これらのスキルや知識をどのように展開するか、ということにおいては、土台となる臨床倫理の考え方が非常に重要になります。手術麻酔においては、あらかじめ方針決定がされた手術に対して麻酔を行うことが多いため、あまり麻酔科医として個別に患者側と倫理の問題を扱うことが少ないかもしれません。人工呼吸や循環作動薬など、患者の生命維持に関わる方針を決定していくにあたり、臨床倫理の考え方をしっかりと学んでおくことは非常に重要です。

　また集中治療を学ぶことによって、患者管理の連続性を意識することもできます。手術麻酔中心の業務であれば、術前・術後に関与するとはいえ、やはり急性期医療の限られた時間のみの介入となりますが、集中治療の場面においてはICUから一般病棟へ退室までのもう少し長い時間軸で患者の管理を学ぶことができます。

　集中治療と手術麻酔の違いの1つとして、多職種連携がより際立つ、という側面があります。手術室においても、外科系医師、看護師、CEなどと連携をしながら業務に当たっていると思いますが、集中治療においても、看護師、薬剤師、CE、PTなどとの連携が非常に重要になります。

集中治療短期研修の学修目標

▶ ベーシック

- ●集中治療の要諦である酸素需給バランスの概念を理解しましょう
- ●手術麻酔で学ぶことが少ない領域（感染症、栄養など）の知識も身につけましょう
- ●「By system」方式のカルテ記載について学びましょう

▶ アドバンス

- ●臨床倫理の基本原則を学び現場に活かしましょう
- ●集中治療における他職種の役割を理解し連携を深めましょう

集中治療短期研修で意識すべき「学び方」

▍まず集中治療の基礎となる酸素需給バランスについての理解を深める

　Fundamental critical care support（FCCS）という集中治療の初期対応を学ぶ、米国集中治療医学会の標準コースがありますが、10年以上前から日本にも導入され現在も展開されています。このコースの中でも一番力点が置かれているのが酸素需給バランスの理解です。著者はこのコースで長くインストラクターをしていますが、酸素需給バランスについては常に意識して強調しています。

　呼吸不全の患者に酸素投与や人工呼吸を行うのはなぜか？（Sp_{O_2}を上げるためではない）、ショック患者に輸液を行ったり昇圧薬を投与するのはなぜか？（血圧を上げるためではない）、大量出血患者に赤血球輸血を行うのはなぜか？（Hbを上げるためではない）、酸素供給量を規定している要素は何か？

　このような日常臨床における問い（普段はあまり問いとも思っていないかもしれませんが）を酸素需給バランスという切り口で見たときに、本質的にどのようなことが体内で起きているのかを正しく理解することができます（図）。著者は現在ICUや高度治療室（HCU）もない、離島の小病院で勤務していますが、このような考え方の適応はなんら変わることはありません。むしろ、

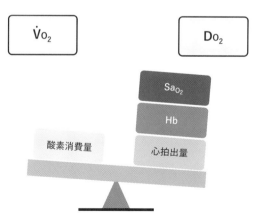

図　酸素需給バランス

ICU がない領域で働く医師（麻酔科医に限らず）にこそ学びを深めてもらいたいと考えています。酸素需給バランスの内容詳細については、FCCS のテキストや ICU ブックなどで学ぶ、あるいは FCCS を受講されることをお勧めします。

▶ 呼吸・循環・管理以外の部分について

手術麻酔のみではあまり触れることが少ない領域には次のようなものがあります。**感染症、栄養、腎代替療法、神経集中治療**などです。

この中でも特に感染症について挙げたいと思います。手術麻酔においては、手術部位感染（SSI）予防の抗生剤を麻酔科側で投与するくらいしか関わりがないかもしれませんが、集中治療においては感染症管理は非常に大きな役割を占めます。初期臨床研修においても感染症について学ぶ機会もずいぶん増えましたが、集中治療領域においては敗血症性ショックのような重症感染症を扱うことも多く、さらに耐性菌や広域抗菌薬の扱い、最新の敗血症ガイドラインの内容などについて学びを深める必要があります。院内の ICT メンバーに入り活動することも学びを深める有効な方法と考えます。院内のアンチバイオグラムを理解することや、感染症治療のみならず、感染制御（水平伝播の防止など）にも理解を深める必要があります。

▶「By system」というカルテ記載方法

前記のように集中治療管理を要する患者の問題点は多岐にわたっており、網羅的に評価するために系統ごとに評価するフォーマットを用いることが多いです。一般的に、次のような項目に従い患者評価を記載していく方法です。**神経、呼吸器、循環、腎臓・電解質・酸塩基平衡、消化管・栄養、内分泌、血液・凝固、感染症。**

細かいフォーマットの違いはありますが、一例を表 1 に示します。

これらに加えて、中心静脈ラインや挿管チューブなどのデバイスの管理情報、予防策（血栓対策、ストレス潰瘍予防など）、倫理的な問題なども加えて記載するのが望ましいでしょう。

▶ 土台となる臨床倫理

集中治療を学ぶ、と聞くと、すぐに連想されるのが人工呼吸器とかカテコラミンの使い方、ECMO の適応、のような話になりがちですが、これらはあく

表1 By systemの記載例（腎盂腎炎による敗血症性ショック）

1. 神経：
   - 意識レベル：GCS E4V5M6, RASS 0, CAM-ICU 陰性。
   - 麻痺や脳幹反射の異常なし。
2. 呼吸器：
   - 挿管なし、Sp_{O_2} 95%（2L 鼻カニューレ使用）。
   - 胸部 X 線：肺野に浸潤影なし。
   - 呼吸数：18/min。
3. 循環：
   - ノルアドレナリン 0.1μg/kg/min 継続、BP 100/60 mmHg、HR 110/min。
   - 尿量 20 mL/hr、乳酸 4.5 mmol/L。
   - 前日の in/out バランス＋500 mL、体重入院時より＋3 kg。
4. 腎臓・電解質・酸塩基平衡：
   - 敗血症性ショックに伴う急性腎不全。
   - Cr 2.2（基準値 0.9）、尿毒症症状なし。
   - Na 140 mEq/L、K 4.5 mEq/L、乳酸アシドーシス残存も改善傾向。
5. 消化管・栄養：
   - 肝胆道系酵素正常。
   - 食欲不振、経口摂取困難、経管栄養開始予定。
   - 栄養目標：25 kcal/kg/day, 蛋白 1.2 g/kg/day。
6. 内分泌：
   - 糖尿病既往なし。
   - HbA1c 6.0、血糖値 150 mg/dL、インスリンスライディングスケールで管理。
7. 血液・凝固：
   - Hb 10 g/dL、WBC 18,000 /μL、Plt 250,000 /μL。
   - 出血傾向なし。
8. 感染症：
   - 腎盂腎炎による敗血症性ショック。
   - 培養結果待ち、メロペネム 1 g 8 時間ごと使用中。
   - 発熱 38.5℃、白血球数 18,000 /μL、CRP 20.4 mg/dL。

までも枝葉の話であると感じています。もちろん求められるスキルではありますが、本質ではありません。まず重要な土台は、これらの集中治療を目の前の患者に適応させるべきかどうかということを考えるための臨床倫理だと考えています。前述の FCCS コースでも倫理のセッションが含まれており、生命維持を扱ううえでは非常に重要な領域であると考えています。しかし、学修の過程において臨床倫理学を学ぶことはまだまだ少ないように思います。具体的な内容については参考図書を参照していただければと思いますが、倫理の 4 原則について集中治療の側面から見た内容を表 2 に示します。ただ倫理原則だけでは現場で使いにくいので、現場で具体的に適応させるためには、四分割表を活用するのがいいでしょう。自分が身につけたスキルや知識をどのように適応させるのかという視点に立つ、ということは実はあまりできていないかもしれま

1-12 集中治療短期研修の学び方

表2 臨床倫理の4原則（集中治療領域において）

原則	説明
自律（Autonomy）	患者の自己決定権を尊重すること。生命維持に関わる集中治療だからこそ、患者の意思（あるいは推定意思）を尊重することが重要です。
善行（Beneficence）	最善の治療やケアを提供すること。集中治療では、最新のエビデンスに基づいた、患者にとって最適な治療を提供することが求められます。
無危害（Non-Maleficence）	患者に害を与えないこと。集中治療では、介入や治療における合併症や副作用を防ぐための慎重なモニタリングが重要になります。
公正（Justice）	医療ケアにおける公平性を確保すること。集中治療では、ベッドコントロールやリソース配分、治療の優先順位付けなどの観点が該当します。

せん。ここは非常に重要なポイントです。

▶多職種連携の重要性

　集中治療においては、主に看護師、薬剤師、CE、PT などが関わります。看護師は重症患者において、継続的なモニタリングと適切なケアを提供してくれます。薬剤師はさまざまな薬剤の適正使用、また配合禁忌などの確認なども行ってくれます。CE は人工呼吸器をはじめとする生命維持装置の適切な管理を行ってくれます。PT は早期リハビリ介入などによって、ICU を出たあとの予後改善にも寄与してくれています。

　手術麻酔よりもさらに多職種連携が重要になってきますので、他職種の役割や特性を理解し、また医師という立場における職種勾配や心理的安全性という概念も理解し、ワンチームとなって重症患者に最適の医療を提供できる環境を求めるべきであろうと考えます。

67

参考文献・図書・HP

1）米国集中治療医学会ほか．FCCS プロバイダーマニュアル第 4 版．東京：コンパス出版局；2023．

2）Marino PL．稲田英一監訳．ICU ブック 第 4 版．東京：メディカル・サイエンス・インターナショナル；2015．

3）Jonsen AR ほか．赤林　朗監訳．臨床倫理学―臨床医学における倫理的決定のための実践的なアプローチ．東京：新興医学出版社；2006．

指導医側になったときに意識してほしいこと
【指導者になったときに実践してほしいこと】

1 酸素需給バランスの重要性について、麻酔科医以外にもぜひ広く伝えてほしい

2 人工呼吸器やカテコラミンの使用方法などの知識ももちろん重要ですが、それは枝葉のことであると認識してほしいです

3 方針決定における基盤となる臨床倫理の考え方を十分理解し後進に指導してほしいです

4 多職種連携の重要性をより深めて理解してほしいです

6. 後期専門研修の中で「学びの習慣化」を意識しましょう

column

　近年、行動科学を中心に「学びの習慣化」が重要視されています。これは、短期間の集中学修ではなく、数週間、数か月、数年にわたる習慣がスキルの養成につながるという意味です。これは成人学修の原理にも合致するものといえるでしょう。多くの読者は、麻酔科研修時代に医育機関でのさまざまな行事に疲れているかもしれませんが、これらは学びを習慣化する観点から非常に効果的です。

　医局や研修プログラムの利点は、学びを習慣化できる点にあります。病院の始業時間が決まっていることは、臨床研修の習慣化につながっています。一般的には、習慣化には最低でも3週間が必要とされています。新しい病院に赴任した最初の3週間は、環境の変化だけでなく「習慣化」に消耗する面もあると考えられます。

　ただし、以下の臨床ルーティンが学びを習慣化する手助けとなります。毎日の症例やカンファレンス、勉強会、ルーティンの勉強会に積極的に参加することで、学びが習慣化されます。そして、数年にわたり成人学修の原理を意識しながら、研修を重ねることで、揺るぎないハイレベルな麻酔科専門医としての能力が築かれていくと考えられます。

　専攻医はほとんどが20代後半以降であり、特に「経験を積み、困難を乗り越えた経験」を持っていると思われます。言い換えれば、専攻医は「すでに成人学修の原理を実践できる」能力を持っています。このうえで、専攻医も指導医も成人学修の原理を再認識することで、研修効果を最大化できるはずです。エリクソンの熟達化理論では、自己モニタリングスキルも強調されています。これは、自分の学修特性を理解し、学びの効率化をチェックすることではないでしょうか？

　臨床研修の経験を通じて学び、それを自身のスキルとして獲得する成人教育の現場では、指導医はファシリテーターであるべきです。ファシリテーターは単方向の知識やスキルの伝授ではなく、専攻医をサポートする「環境調整者」「支援者」「コーチ」という役割を果たします。

（駒澤　伸泰）

7. 深い「振り返り」によってわれわれは成長する！
―経験型学修理論―

column

　経験に基づくスキル獲得理論の中でももっとも広く知られているのが経験型学修理論です。この理論の根幹には、「経験を抽象化して考察し、新たな行動への展開を図る」という概念が基盤とされています。例えば、「動脈圧ライン確保時の手首の伸展」について考えてみましょう。動脈圧ライン確保で失敗し、指導医からフィードバックをもらった場合、自ら立ち止まり「熟考」することがなければ、次回以降のスキル改善は期待できません。

　現代の高度複雑化した医学では、「深い思考力」の育成が重要視されています。深い思考力を養成するためには、アクティブラーニング（自発的な学修姿勢）が必要不可欠です。臨床教育におけるアクティブラーニングは、「経験を積み、それを熟考し、学びを得る」という経験型学修理論に基づいています（表）。

　経験型学修理論は経験した事象に対して、学修者が「気づく」ことを学びの最初としています。これは麻酔科医を含む医療者の学びに非常に適した理論です。この「気づき」は学修者自身が自覚することが重要です。また、時には指導医から適切なフィードバックを受けて「気づく」こともあります。

　ただ、「気づく」だけでは不十分であり、その後にしっかりと「振り返りと熟考（デブリーフィングとも呼ばれます）」を行うことが必要です。そして、十分に省察することができて初めて新たな行動につながります。指導医の役割としては、できる限り専攻医自身が気づき、しっかりと考える環境を提供することが重要です。

　この振り返りと熟考（デブリーフィング）の概念は、臨床現場における教育でも非常に重要です。前述した動脈圧ライン確保を例に取れば、安全な環境の中で自身の手技を振り返り、熟考することはまさにデブリーフィングです。こ

表　成人のアクティブラーニングの基本となる経験型学修理論

STEP 1	経験する
STEP 2	経験し気づいたことの概念化
STEP 3	振り返り（省察・デブリーフィング）
STEP 4	新たな改善行動

経験の中で得た気づきは概念化され、「省察」の後、新たな改善行動へつながる

こでいう安全な環境とは、心理的な安全性が確保された場所を指します。周術期管理の場合、手術室ではなく、症例終了後の休憩室などが適しています。つまり、デブリーフィングの過程が、臨床研修という経験型学修の核心部分であるといえます。

　経験型学修理論は、成人教育全般に共通するものです。この原理を専攻医も理解し、「学びは指導医が与えるものではなく、専攻医自身が獲得するもの」ということを理解しましょう。そして、この理論が経験を重視する成人の学修の根底にあるからこそ、「模擬経験」であるシミュレーション教育法の有効性につながるのです。

（駒澤　伸泰）

8. 模擬経験を「振り返る」ことで臨床を補填する
―シミュレーション教育―
column

　シミュレーション教育法は臨床教育と同様に、「経験を振り返り、熟考を経て、新たな学びを得る」という経験型学修理論を基盤としています。この共通の学修プロセスを有することから、シミュレーション教育は臨床教育の相補的な補助手段として活用され、発展してきました（図）。

　医療におけるシミュレーション領域では、必要とされるスキルがテクニカルスキルとノンテクニカルスキルにまで及ぶため、教育方法が多様化しています。シミュレーション教育は、臨床に関連した模擬経験により学びを得るという観点から、下記が麻酔科領域では有効なシミュレーション教育とされています。

❶ 気道管理困難トレーニング（輪状甲状間膜穿刺）
❷ 超音波ガイド下中心静脈穿刺トレーニング
❸ 超音波ガイド下神経ブロックトレーニング
❹ 二次救命処置トレーニング
❺ 急変対応トレーニング
❻ 症例提示による problem-based learning

　シミュレーション環境は、緊迫した臨床現場とは異なり、自身の行動や判断を反すうし熟考する時間が許され、エラーによっても患者に不利益を与えません。二次救命処置などの心肺蘇生や急変対応のシミュレーションは、「模擬的に蘇生を経験する」ことにより、学修者のスキル獲得に寄与します。シミュレーションは目的とする獲得スキルは異なっていても、臨床現場であれシミュレーションであれ、すべてのスキル獲得には、経験した後に「熟考」し、次からの改善行動につなげるという経験型学修理論が背景にあるのです。

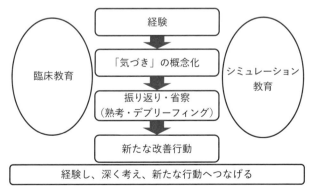

図　臨床教育とシミュレーション教育に共通の経験型学修理論

しかし、これらのシミュレーション教育は専攻医も指導医も注意をしないと効果が半減します。シミュレーション教育は、「事前準備」「ブリーフィング（ルール説明）」「デブリーフィング」の３つのプロセスに分けられます。この中で、おろそかになりがちなものが「事前準備」と「デブリーフィング」です。

事前準備：事前準備で重要なことは、「事前学修の徹底による基礎知識の修得」です。シミュレーション施行前に、それまでに獲得した知識を機能的に活用させるため、基盤となる事前学修が必須です。言い換えれば、事前学修をしておかないと教育効果の意味は薄いのです。

デブリーフィング：コラム 7 の経験型学修理論のところでも説明しましたが、省察・振り返りの時間にこそ大きな学びがあります。これをシミュレーション教育では「デブリーフィング」という用語で提示されています。デブリーフィングは心理的に安全な状態で、自らの行動を振り返り、熟考する大切なプロセスです。

（駒澤　伸泰）

心臓血管外科麻酔の学び方

国立循環器病研究センター麻酔科　伊藤芳彰
国立循環器病研究センター研究所循環動態制御部　上村和紀

専攻医が意識すること

- 循環管理を習得すればすべての麻酔に応用できます
- 生体モニターの情報から右心機能、左心機能を評価しましょう
- 手術操作による循環動態の変化、合併症を想定しながら循環管理を行います
- 止血戦略を立てて、大量出血と輸血管理の経験を増やしましょう
- 循環管理の8割はボリューム管理で決まります

心臓血管外科麻酔研修の意義

　超高齢化社会が進む現代日本の手術麻酔においては、隠れた心血管系合併症を併発している患者の非心臓手術の全身麻酔を担当する機会は大いに予想できます。例えば、緊急の大腿骨頸部骨折の手術麻酔を担当したとしましょう。麻酔導入時に低血圧を呈し、昇圧薬にも反応せず、心肺停止、蘇生処置に至りました。実はこの患者は未診断の重度の大動脈弁狭窄症と冠動脈狭窄症を併存疾患としてもつ患者でした。このような事象はいつ起きてもおかしくないと著者は考えます。では、どうすればこの患者に安全に全身麻酔を行うことができたのでしょうか。

　著者は日々の麻酔臨床で「患者ファースト、安全第一」の選択の積み重ねを心掛けて麻酔管理を行っています。先程の患者に限らず、**すべての患者の全身麻酔において、循環動態を考慮した導入・維持・覚醒を意識すれば大きな合併症なく安全に手術麻酔を完遂することができます。**裏を返せば、すべての全身麻酔で同じ「麻酔管理」をするということです。心臓血管外科麻酔だからといって特に難しく考える必要はありません。逆に、末梢静脈ライン1本の全身麻酔だから初学者向けというわけでは決してないと考えます。心臓血管外科麻

酔は専攻医にとっての一つの壁、敬遠されがちな分野ではありますが、手術を受ける患者の命を預かる麻酔科医師として、きちんと向き合って研修してほしいと思っています。

　一般的な麻酔管理を学ぶ過程で「麻酔導入時に血圧は下がるけれど、挿管の刺激で血圧は上がるから大丈夫だよ。麻酔維持中に血圧が下がったらレミフェンタニルを減量してね。」などの指導を受けたことがある麻酔科医はほぼ100％だと著者は考えます。このような方法で大半の全身麻酔は実際に完遂できます。しかし、冒頭で述べたように、患者によっては循環動態が悪化し蘇生措置が必要になってしまうことが想定されます。M&M（mortality and morbidity）カンファレンスで検討することになったとしても、術前評価の方法が焦点となり、そもそも患者が全身麻酔に耐えうる状態でなかったなどと、麻酔管理自体が責任に問われることはほとんどないと推察されます。普段先程のような麻酔管理をしている麻酔科医がある日の当直で、拡張型心筋症で左室駆出率（life ventricular ejection fraction：LVEF）が15％でCRT-Dが植え込みされている患者の緊急の腹腔鏡下胆嚢摘出術や、あるいは重症の慢性血栓塞栓性肺高血圧症（chronic thromboembolic pulmonary hypertension：CTEPH）で肺動脈血栓内膜摘除術（pulmonary endarterectomy：PEA）が予定されている患者の緊急の開頭血腫除去術の麻酔依頼に対応できるでしょうか。

　「挿管の刺激」「レミフェンタニルを減量」これらに共通することは、浅麻酔による内因性のカテコールアミン（俗にいうイタコラミン）によって麻酔管理中の低血圧に対応していることです。**重症心不全患者の循環管理の基本は、酸素需要を減らし、右心機能と左心機能のバランスを整え、有効な心拍出量を確保することです。**この循環管理の基本に従えば、酸素需要を減らすためにも深麻酔は必須です。内因性のカテコールアミンの放出は麻酔科医師で調節不可能であり、酸素需要を増加させるだけでなく、催不整脈性が高く（重症心不全の循環動態を破綻させる要因の一つが不整脈です）、循環管理の弊害にしかなりません。

　麻酔導入時に血圧が下がることは麻酔を経験したことがある人は誰もが知っています。それは麻酔導入薬によって体血管抵抗が下がり、鎮静薬によって循環抑制が働くからです。既知の事実であるのですから、覚醒状態を維持できるようにカウンターとして昇圧薬を使用することで麻酔導入時の血圧低下は防げます。挿管時は特に麻酔を深め、挿管刺激で循環動態が変動しないように心掛

けます。筋弛緩が効くまでマスク換気を継続するのではなく、挿管刺激に耐えうる麻酔深度が得られるまでマスク換気を継続することを意識しましょう。麻酔維持は手術中の最大の刺激に耐えうる麻酔深度を保ち、適切なボリューム管理と昇圧薬で循環動態を維持することで安定した麻酔管理ができます。このような麻酔管理を日頃から行うことで、重症心不全患者の麻酔管理に直面した際にも冷静な判断ができるだけでなく、手術中の急な大量出血や循環動態に影響を与えるイベント（術野操作による冠動脈や下大静脈などの主要血管の圧排や大動脈解離など）に迅速に気付き、即座に対応することができるようになるでしょう。

　心臓血管外科麻酔の基本はすべて一般麻酔と同じです。一つ一つ細かい管理（末梢静脈ラインの挿入位置・太さ、麻酔薬や昇圧薬の投与ルートはどこにするかなど）を意識しましょう。**投与した薬物が点滴ラインを通過し、体内に届き効果が発現するまでの時間を意識しましょう。**研修を進めるにあたり、同僚の準備や手技を見学し、自分自身を見返すことは知識・技術を飛躍的に向上させるので時間の許す限り実践してほしいと思います。

　専攻医の中には、心臓血管外科麻酔を研修するにあたって、何から勉強すればよいのかに戸惑う先生も多いと思います。深く考える必要はありません。留置するライン・生体モニター情報が増え、人工心肺という心臓血管外科麻酔特有の仕組みを理解することから始めましょう。心臓手術の術式は名前のとおりですので、ざっくりした内容は術式から容易に理解できます。人工心肺離脱時の経食道心エコー検査での評価・判断は、上級医の操作テクニックと外科医とのコミュニケーションを見て学びましょう。まずは循環生理学を学ぶことに集中しましょう。

　先天性心疾患を除けば、心臓血管外科手術は大きく、虚血性心疾患、弁膜症、大血管疾患に分類されます。この3つの分類の中で心不全を伴う手術はどれでしょうか？　心不全とは左心不全でしょうか、右心不全でしょうか？　この質問に対して自分なりの考えを持つことができるようになってきたら、心臓血管外科麻酔に精通してきたといえるでしょう。

　国立循環器病研究センターの麻酔導入を紹介します。麻酔導入は深麻酔＋カウンターが基本です。具体的に開心術ではフェンタニル 6〜10 μg/kg、レミフェンタニル 0.5〜0.7 μg/kg/min、ミダゾラム 0.05〜0.2 mg/kg、プロポフォール 5〜6 mg/kg/hr、ロクロニウム 0.9 mg/kg＋7 μg/kg/min、フェニレ

フリン 0.3〜1 μg/kg/min、エフェドリン 0〜0.2 mg/kg の薬剤で導入します。持続薬（レミフェンタニル、プロポフォール、ロクロニウム、フェニレフリン）で麻酔維持しつつ、執刀開始までに輸液負荷を行い、血圧を一定に保ちながらフェニレフリンを漸減終了するという流れです。

　上記の麻酔導入は挿管帰室が前提ですので、一般的な手術麻酔には不向きですが、ミダゾラムをプロポフォールなどに置換しフェンタニルとカウンターの薬剤用量を調整すれば抜管症例にも応用可能です。一般手術などでは中心静脈圧（central venous pressure：CVP）をモニタリングできないことがほとんどですので、過剰な輸液負荷には注意してください。特に心機能に問題のない抜管症例の大半は、深麻酔を保ち、フェニレフリン 0.2 μg/kg/min 前後で血圧を維持できる程度に輸液負荷を行うと、安定した循環動態を保つことができます（あくまで経験論であり、エビデンスはありません）。

心臓血管外科麻酔研修の学修目標

◣ ベーシック

- ●術前評価とプレゼンテーションは各症例のポイントを意識しましょう
- ●麻酔導入から執刀開始の流れ、各種留置ラインの手技に慣れましょう
- ●一般的な人工心肺確立から離脱までの手順を理解しましょう
- ●ボリューム管理を習得しましょう

◣ アドバンス

- ● pressure volume loop（P-V loop）を理解しましょう
- ●右心系と左心系を分けて循環動態を考えましょう
- ●肺動脈圧波形の解釈を理解しましょう
- ●補助循環デバイスを使いこなしましょう

心臓血管外科麻酔研修で意識すべき「学び方」

　ここでは麻酔臨床で経験する循環動態の変化を、循環生理学に基づき考察した結果、たどり着いたわれわれの循環管理（主に輸液管理、指摘ボリュームス

テータスの経験論）法について述べます。

▶ 右心機能と左心機能、それぞれのポンプ機能評価

　循環生理学の基本として有名なものに Frank-Starling 曲線（心房圧と心拍出量の関係）があります。輸液負荷で心房圧（心室拡張期末圧）が上昇すると、ある一定のところまでは心拍出量が増加しプラトーに達するという概念です。これは右室機能にも左室機能にも応用できます。一方、冠動脈血流の減少・高度な貧血・心膜開放下における僧帽弁逆流の存在などの条件下では、左心機能曲線に下降脚が認められることがあります。麻酔臨床でも、プラトー以上の輸液負荷により心拍出量〔continuous cardiac output（CCO）：スワン・ガンツカテーテルの連続心拍出量測定〕が減少することをしばしば経験します。過剰な輸液による心室拡張期末圧の上昇により心室は過伸展となり発生張力（収縮性）が低下し、Frank-Starling 曲線の傾き（上行脚）が低下したり、前述した下降脚の存在が原因と考えられます。**われわれは、心拍出量がプラトーに達し（以下、プラトー CCO）、それ以上の輸液負荷で心拍出量が低下するボリュームステータス（生体モニター内では CVP の値）を「律速点」と呼んでいます。律速点を言い換えれば、目の前の心臓が最大の心拍出量（プラトー CCO）を出すことのできる至適 CVP とも言えます。**

　輸液負荷を継続すると右室の一回拍出量（right ventricular stroke volume：RVSV）も左室の一回拍出量（left ventricular stroke volume：LVSV）も増加していきます（RVSV＝LVSV）。また、正常心では CVP に比較して左房圧（left atrial pressure：LAP）または肺動脈楔入圧（pulmonary capillary wedge pressure：PCWP）が約 2～4 mmHg 高いです。律速点における CVP に対して、LAP（PCWP）が正常の関係を超えて相対的に高い場合は、左心機能が右心機能に対して相対的に低下しており、プラトー CCO の原因（規定因子）になっていると考えることができます。逆に、律速点の CVP が LAP（PCWP）に比較して正常な関係を超えて高い場合は、右心機能がプラトー CCO の原因（規定因子）になっていると考えられます。つまり、**輸液負荷によって心拍出量がプラトーに達し、CVP が律速点を迎えた時に CVP と LAP（PCWP）の関係から、左心機能あるいは右心機能のどちらが律速点を規定しているかを判断できます。**左右のどちらかは個々の心臓によって違い、輸液負荷をしながら生体モニターを読み解くことで判断できます。輸液負荷により、律速点まで

1-13 心臓血管外科麻酔の学び方

表　最適なボリューム管理戦略とカテコラミンの要否の判断基準

① プラトー CCO に到達するまで輸液負荷し、至適 CVP（律速点）を見つけます。

② 律速点に CVP が達した時に、生理的に許容範囲内の CVP と PCWP で、かつプラトー CCO が許容範囲内であればカテコラミンは不要です。

③ 律速点における CVP あるいは PCWP が生理的な許容範囲を超えて高い場合や、律速点に CVP が到達してもプラトー CCO が低い場合は、Frank-Starling 曲線の傾き：ポンプ機能（≒ CCO/CVP あるいは CCO/LAP（PCWP））が低下しており、心機能（右心機能あるいは左心機能あるいは両心機能）が低下しています。そこで必要な CCO を達成するためにカテコラミンの投与を検討します。

CVP を上昇させた時に低心拍出状態であるときは、右室または左室の Frank-Starling 曲線の傾き〔上行脚、≒ CCO/CVP または CCO/LAP（PCWP）〕が低下しており、傾きを上昇させるために強心薬の投与などの介入が必要です。すなわち、人工心肺離脱時などでカテコールアミンを使用する際は、第一にこの律速点（至適 CVP）はいくつなのかを判断し、プラトー CCO と照らし合わせ、目の前の心臓のポンプ機能〔≒ CCO/CVP と CCO/LAP（PCWP）〕を計算することで、輸液量の過不足とカテコールアミンの要否を好適に判断することが可能になります。人工心肺離脱前に、「心停止時間が長いから、術式がこうだからカテコールアミンは」ではなく、手術の状況が変化するごとに（開胸、心膜切開、脱転、閉胸なども含む）、血行動態に応じた適切な判断をすることが大切です（表）。

▲ 生体モニター情報から P-V loop を推察する

ここでは、オフポンプ冠動脈バイパス術を施行した左室の拡張障害がある症例を例に、ボリューム管理の基本を生体モニター情報と照らし合わせながら説明していきます。図 1 の生体モニター情報は実際の患者の情報であり、臨床現場では CCO も同時にモニタリングしています。図 1 の右側には、生体モニター情報から想定することのできる P-V loop を右心と左心に分けて模式図で示しています。P-V loop の基本的な解釈については推薦図書を参考に学習してください。

介入前

図 1 の A：観血的動脈圧測定（A-line）の圧波形に呼吸性変動が確認できます。一回拍出量変動（stroke volume variation：SVV）や脈圧変動（pulse pressure variation：PPV）が輸液反応性に関連するように（開胸かつ心膜開

79

放状態の心臓血管外科麻酔において、SVV や PPV は循環動態の指標としては不十分な場合が多いですが）、これは左室機能には輸液反応性があることを示すと同時に、右室から駆出され肺を介して左房に流入する左室にとっての前負荷が呼吸サイクルによって変化していることを表現しています。左室は前負荷が増減しても、前方拍出に余裕がある状態です。一方で右室は CVP 9 mmHg の前負荷で収縮期肺動脈圧（systolic pulmonary artery pressure：sPAP）25 mmHg の圧を生み出しています。右室にとっての後負荷は呼吸サイクルの影響を大きく受けるため、sPAP や RVSV は心拍ごとに変化します。

輸液負荷

　図 1 の A から B：輸液負荷を行い、CVP を 9 → 11 mmHg に上昇させました。CVP の上昇とともに、右室拡張期末容量（right ventricular end-diastolic volume：RVEDV）は上昇します。右室の P-V loop で Ea は、輸液負荷をすることで傾きは変化せず右側に平行移動すると予測されます。P-V loop の実線と生体モニターが示すように sPAP は 30 mmHg まで上昇し〔P-V loop では便宜上、収縮期末圧（end-systolic pressure：ESP）で表現しています〕、RVSV も増加し輸液反応性があることが分かります。右室の心拍出量が増加するので左房に流入する血液量は増加します（図中の生体モニターでは確認できませんが LAP と PCWP は上昇します）。つまり左室の P-V loop でも Ea は右室と同様の動きをします。体血圧（arterial blood pressure：ABP）は上昇し、左室機能も輸液反応性ありと判断できます。しかし、注意点として A-line の呼吸性変動は図 1 の A に比べ減少しており、肺動脈（pulmonary artery：PA）圧波形が変化し、拡張期肺動脈圧（diastolic pulmonary artery pressure：dPAP）も上昇してきています。PA 圧波形内の矢印で指し示す部分は PCWP の V 波を表現し、左房からの圧の反射波に影響されることが経験的に推測され、LAP の上昇が示唆されます（図 2）。また、A-line の呼吸性変動の減少は左室機能が律速点の規定因子になりつつあることを暗示しています。

心拍数上昇

　図 1 の B から C：心拍数のみ上昇させた状態です。生理学的に Ea ∝ 心拍数 × 血管抵抗ですので、心拍数の上昇は右室と左室ともに後負荷を上昇させ、P-V loop では Ea の傾きを上昇させます。CVP は 11 mmHg と変化していないので、RVEDV は変化せず、右室機能においては Ea の傾きの上昇によって sPAP が上昇しています。しかし、ここで CVP は律速点を迎え、左室機能が

80

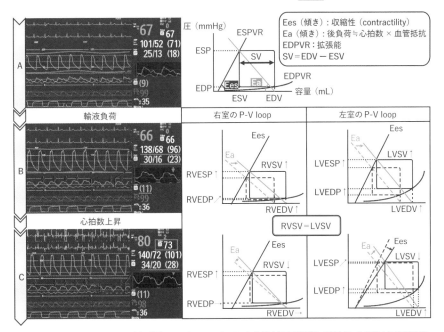

Ees：収縮末期エラスタンス、Ea：実行動脈エラスタンス、ESPVR：収縮期末圧容積関係、EDPVR：拡張期末圧容積関係、SV：一回拍出量、EDV：拡張期末容積、ESV：収縮期末容積、ESP：収縮期末圧、EDP：拡張期末圧、RV：右室、LV：左室

図1　実際の患者の生体モニター情報と想定されるP-V loopの模式図

その規定因子と考えられる生体モニターの変化が出現します。PA圧波形内のPCWPのV波の増高がより顕著になり矢印で指し示すように、PA圧波形全体がひとつの山のような波形に変化しています。これは左室が前負荷の上昇（LAPの上昇）に対して有効な前方拍出が不可能となり、後方うっ滞が生じ始めていることを示しています。この状態が増悪すると肺うっ血となります。拡張能が低下した左室では律速点以上の過剰な輸液により、急激に左室拡張期末圧（left ventricular end-diastolic pressure：LVEDP）が上昇します。LVEDPの上昇は冠血流の減少を引き起こし（心筋虚血）、さらに収縮能・拡張能が低下し悪循環に陥ります。また、LVEDPの急激な上昇とともにLAP（PCWP）も上昇し、その結果が生体モニター内のPA圧波形内のPAWPのV波の増高とdPAPの上昇で示されています。

左室のP-V loopでは、右室と同様に心拍数の上昇によってEaの傾きは上昇します。左室機能に余裕がある場合はLAPと左室拡張期末容量（left ven-

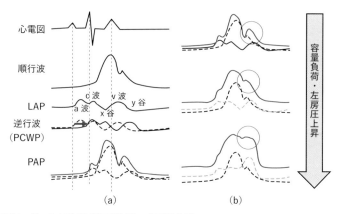

図2 経験に基づく肺動脈圧波形の解釈方法

(a) 肺動脈圧波形は、順行波と時相が遅れた逆行波（PCWP）が合成されて、圧波形が形成されています。
(b) 左心機能が律速点の規定因子となる場合、容量負荷によりLAPが上昇すると、PCWPのV波の増高が、肺動脈圧波形の変化として表れます。

tricular end-diastolic volume：LVEDV）は変化せず、ABPがさらに上昇します。しかし、図1のCの生体モニターでABPはゆるやかな上昇に留まり、A-lineの呼吸性変動は完全に消失しています。左室のP-V loopでは、LVEDVとEaの傾きが上昇します。また、心筋虚血による収縮性の低下がEesの傾きの低下を示し、結果的に血圧は微増に留まっていることと合致します。左室機能が律速点の規定因子であること、かつ律速点を超える過剰な輸液負荷をしてしまった場合は、左室の前負荷を減らす目的で瀉血すると循環動態が改善します。過剰なボリュームステータスから至適CVP（律速点）まで瀉血をすることにより、左室のポンプ機能〔≈ CCO/LAP（PCWP）〕は改善し、ABPとCCOが同時に上昇することをしばしば経験します。

　本症例では左室機能が先に律速点の規定因子となりました。逆に右室機能が先に律速点の規定因子となる症例では輸液負荷によってCVPを上昇させても肺動脈圧（pulmonary artery pressure：PAP）が上昇せず、CVPのみが上昇し続けること〔右室のポンプ機能（≈ CCO/CVP）の低下〕が生体モニターで観察できます。右室のポンプ機能の改善のためには、右室機能が左室機能に比較して心拍数・調律・体血圧・呼吸状態・左室機能などさまざまな因子に影響されることを考慮しなければなりません。

補足

　上記の P-V loop の説明では、輸液負荷や心拍数上昇が循環動態に与える影響をシンプルに解説するために、後負荷上昇により収縮性が上昇（Anrep 効果）したり、心拍数上昇により収縮性が上昇（Bowditch 効果）する影響を加味しておりません。また、Ees と Ea の比を心室・動脈カップリング値と表現することができ、健常人では両心室ともに Ees と Ea の比が 1.5〜2.0：1 の範囲で自動調節（autoregulation）されています。心不全の際によく耳にする「アフターロードミスマッチ」とは、不全心において Ea の上昇に対して Ees が応答できず Ees/Ea が低下した状態です（デカップリングまたはアンカップリング）。

　P-V loop を意識した循環管理を行うことで、循環動態を迅速かつ正確に判断することができ、最適な治療介入方法を選択することが可能になります。これは、補助循環デバイスにも応用可能ですので、ぜひ実践してみてください。

参考文献・図書・HP

1）Guyton AC. Determination of cardiac output by equating venous return curves with cardiac response curves. Physiol Rev 1955；35：123-9.
2）Ssrnoff SJ, et al. Ventricular function. I. Starling's law of the heart studied by means of simultaneous right and left ventricular function curves in the dog. Circulation 1954；9：706-18.
3）Abe Y, et al. Pre-Load-Induced changes in forward LV stroke and functional mitral regurgitation：Echocardiographic detection of the descending limb of starling's curve. JACC Cardiovasc Imaging 2017；10：611-18.
4）Asanoi H, et al. Ventriculoarterial coupling in normal and failing heart in humans. Circ Res 1989；65：483-93.
5）Kuehne T, et al. Magnetic resonance imaging analysis of right ventricular pressure-volume loops：in vivo validation and clinical application in patients with pulmonary hypertension. Circulation 2004；110：2010-6.

◎循環生理学
6）循環動態アカデミー　https://circ-dynamics.jp/（2024 年 7 月 25 日確認）
7）岡田隆夫監訳．心臓・循環の生理学．東京：MEDSi；2011.
8）百村伸一監．臨床にダイレクトにつながる循環生理．東京：羊土社；2014.
9）古川哲史著．心臓イオンチャネル A to Z．東京：ライフメディコム；2015.

10）菅　弘之ほか編著．心臓力学とエナジェティクス．東京：コロナ社；2000．

◎心臓麻酔

11）坪川恒久編．心臓麻酔デビュー．東京：MEDSi；2018．

12）新見能成監訳．ヘンスレー心臓手術の麻酔．東京：MEDSi；2020．

13）吉谷健司監．稲富佑弦編．50 の術式と疾患で学ぶ心臓麻酔．東京：克誠堂出版；2022．

◎人工心肺

14）上田裕一ほか編．最新　人工心肺［第 5 版］―理論と実際．名古屋；名古屋大学出版会：2017．

15）山口敦司ほか著．人工心肺ハンドブック　改訂 3 版．東京；中外医学社：2020．

◎経食道心エコー、JB-POT 対策

16）野村　実監．初心者から研修医のための経食道心エコーシリーズ．東京；真興交易医書出版部：2008．

17）溝部俊樹監．経食道心エコーハンドブック―2D TEE．東京；克誠堂出版：2013．

18）岡本浩嗣．TEE 試験対策ガイド―JB-POT・心エコー図専門医試験徹底攻略．東京；中外医学社：2022．

指導医側になったときに意識してほしいこと
【指導者になったときに実践してほしいこと】

1 事前にプレゼンテーションで伝えるべきポイントを共有しましょう
2 手技の教育は、感覚的ではなく解剖学的に説明し、見本を見せることも効果的です
3 治療介入（輸液負荷、血管作動薬の調整など）の理由をそのつど論理的に説明しましょう
4 経食道心エコーに夢中になり、循環管理が疎かにならないように注意しましょう
5 振り返りの時間を持つように心がけましょう

9.「効果的な学び」のために 心理的安全性と休息は必要不可欠

　近年、「心理的安全性（psychological safety）」が職場や学校などさまざまな環境で注目されています。心理的安全性とは、組織行動学の概念で、「組織の中で自分の考えや気持ちを誰に対してでも安心して発言できる状態」と定義されます。医療者教育においても、心理的安全性が重視される主な理由は、アクティブラーニングにおいて不可欠な要素だからです。

　麻酔科専攻医が1つの麻酔症例を管理するときの臨床指導を例に挙げたいと思います。まず、専攻医は麻酔症例に関して前日の術前訪問や検査値の評価を十分に行い、自分の中で麻酔計画を立てますが、心理的に焦燥や不安がある場合、円滑に進まないこともあります。そして、当日朝にも十分な余裕を持って麻酔準備を行わないと、導入時に集中して取り組むことはできず、心理的安全性は阻害される可能性があります。

　時には患者安全・医療安全上の叱責を受けて、気分が落ちこんだこともあるかもしれません。過度の緊張により、カンファレンスでの症例プレゼンテーションがうまくいかなかった経験もあるのではないでしょうか？　しかし、自宅での休養時間などをきちんと確保することで臨床現場の緊張を離れた心理的安全性を保ち、学修者は十分に省察し、改善していくことができるでしょう。

　また、学びにおいて休息も不可欠な要素です。ミスの予防および早期修正こそが、われわれ麻酔科医に求められているミッションといえるでしょう。ベテランであり、業務内容のルーティン化が進んでいる指導医でさえ、一定の頻度でミスが起こります。20代後半から30代前半が多い麻酔科専攻医でさえ、徹夜明けで講義や試験を受けていた医学生時代と比較すると、回復力は低下しています。緊張する医療環境の中で「新たなスキル」を修得するためにも、疲労回復や体調管理を意識することは非常に重要です。医師の健康管理にもっとも影響を与えるのは「当直業務」「長時間勤務」であることは疑いの余地がありません。自分の健康への危機管理と安全管理を両立させるためにも、当直明けの危険性と休息の必要性を理解しましょう。

（駒澤　伸泰）

小児麻酔の学び方

国立循環器病研究センター麻酔科　森永將裕

- 小児は、小さな大人ではありません
- 気道確保や静脈ライン確保、神経ブロックといったあらゆる手技に繊細さが求められます
- 基本的に意思疎通が難しいため、成人以上に、身体所見やモニター所見に注意を払う必要があります

小児麻酔を学ぶ意義

　麻酔科医という道を選び、歩み始めたころはあらゆる症例が学びになるものです。そして一通りの全身麻酔を学び終えたころ、サブスペシャルティについて意識する方々が多いのではないでしょうか。小児麻酔、心臓麻酔、産科麻酔、集中治療、ペインクリニック、末梢神経ブロック、など、麻酔科にはさまざまなサブスペシャルティが用意されており、どこに興味をもち、さらにスキルを磨いていくかは自由です。

　小児麻酔を学ぶ意義は何でしょうか。将来的に小児麻酔に携わらずに麻酔科医を続けていくことは、現状可能といえます。それでも学ぶ意義として、まずは苦手分野の克服という要素が挙げられるでしょう。専攻医の段階で十二分な小児麻酔経験があると言える方はまれだと思います。むしろ小児麻酔に苦手意識を抱いている方は少なくないと思います。著者自身もそうでした。「小児麻酔はちょっと…」「心臓麻酔はちょっと…」こういった言葉をよく耳にします。それでも麻酔科医たるもの、小児麻酔でも（心臓麻酔でも）ドンと来いといえるようになりたいと思うなら、やはり小児麻酔を学ぶ意義はあるでしょう。夜間緊急で小児が来ても動じないような経験を積めば、麻酔科医としての力量は間違いなく一段階アップします。慣れないもの、経験の乏しいものに苦手意識

を抱くことは当然です。**あえてそこへ飛び込み、重点的に学ぶことで一気に視野が広がります。**著者は専攻医の終わりがけに、不足していた小児麻酔の経験を補うべく小児専門病院へ移り、その後に現在の病院に至っています。今でもその選択が自分にとって最適であったと感じる日々です。

また、先天性心疾患に対する治療や管理が向上することで、背景に先天性心疾患をもつ成人患者が増えてきています。それは、単心室循環、心内シャント、肺高血圧、流出路狭窄などのさまざまな循環的背景をもつ成人症例に触れる確率が上がるということです。例えば虫垂炎の緊急手術に臨む成人患者がフォンタン循環である、その場合、何に気を付け、どう術中管理していくのでしょう。このような患者を前にあたふたせずにすむようになる、それもまた小児麻酔を学ぶ意義の一つと言えるでしょう。

小児麻酔の学修目標

▶ ベーシック

- ●小児と成人の相違点を理解しましょう
- ●保護者や術者との適切な意思疎通をはかりましょう
- ●適切な気道管理（術前評価、気道確保、抜管）を理解しましょう
- ●鎮痛や鎮静の選択肢を学びましょう

▶ アドバンス

- ●深麻酔下抜管および覚醒下抜管のメリット/デメリットを理解しましょう
- ●抜管後の呼吸状態を適切に評価しましょう
- ●先天性心疾患の血行動態を理解しましょう

小児麻酔で意識すべき「学び方」

学修目標にも掲げましたが、**まずは小児と成人の相違点を理解しましょう。**なぜ酸素を使ってはいけない症例があるのか、なぜ点滴ルート内へのバブル混入が禁忌なのか、なぜ硫酸アトロピンを使うのかなど、さまざまな小児麻酔特有の視点があります。まずは小児麻酔経験豊富な上級医の一挙手一投足に注目

し、積極的に疑問をぶつけていきましょう。

　薬物の投与量にも細心の注意を払いましょう。特に麻薬の量やヘパリンの量は注意深く計算し、決して過量投与にならないようにしましょう。カテコラミンなどのガンマ計算も同様に要注意です。

　小児は症状を十分に表現できません。「痛い」「息苦しい」「ドキドキする」「気持ち悪い」など、大人であれば言葉にして訴えられるようなことを訴えられないことがほとんどです。つまり担当麻酔科医にはそれらを適切にくみ取る能力が求められます。痛いから泣いているのか、息苦しいから泣いているのか、気持ち悪いから泣いているのか、それとも単にママやパパに会いたいから泣いているのか、これらを可能な限り判別しなければなりません。**モニターはもちろん、些細な身体所見に至るまで見逃すわけにはいかない**のです。

　例えば病棟から入ってきた静脈ラインが漏れていないか、そういった細かなところから順に評価していく必要があります。小児の腫れぼったい四肢では、成人に比べて点滴漏れに気づきにくいです。必ず自然滴下の有無を確認し、気になるのであれば、手術中も定期的に観察を続ける必要があります。挿管後の評価も注意深く行いましょう。ちょっとした首の角度や体位変換で、小児は容易に片肺挿管になります。リークが出現することもあるでしょう。おかしいと思ったら必ず聴診する癖をつけましょう。ただ新生児や乳児の場合、反対側の肺による呼吸音が聴取されることがあります。呼吸音の有無ではなく、**左右差の有無を意識して聴診することが肝要**です。

　手術終了から退室までも気を抜けません。小児は容易に自発呼吸が停止します。小児麻酔に触れたてのころは、誰もが「息こらえ」にヒヤリとするのではないでしょうか。自発呼吸がしっかりあることを確認したのに、いざ抜管すると呼吸が止まってデサチュレーションでアラームが鳴る…これは"小児麻酔あるある"で、成人症例ではほとんど経験することのない現象です。吸入麻酔で維持していて、醒めかけの麻酔深度が中途半端な時に起こりやすいといえますが、ここでも繊細さが必要です。注意深く観察していると、抜管前に挿管チューブ固定のテープを剝がすだけで自発呼吸が止まることがよくあります。その後、カフを抜くと、その刺激でまた自発呼吸が止まります。**大事なのは、呼吸が止まった後にすぐ自発呼吸が復活するかどうか**です。つまり、自発呼吸が出た後も、抜管に向けてテープを剝がしたり、カフを抜いたりの過程を注意深く評価し、最終的な抜管の可否を決めていくべきです。また、**自発呼吸が出**

88

1-14 小児麻酔の学び方

術前	開口障害や先天性奇形はないか？ 動揺歯はないか？　感冒症状はないか？ 挿管困難歴はないか？

術中	片肺換気ではないか？ 挿管チューブの固定は適切か？ 口唇に余計な外力がかかっていないか？ カフ圧は適切か？　リークはないか？ 換気量・換気回数は適切か？

術後	自発呼吸の回数は十分か？　消失しないか？ 気道は開通しているか？ 鎮静の深度は適切か？ 帰室先のモニタリングレベルを確認したか？

図　小児の気道評価

ていることと、気道が開通していることは別問題です。しっかり聴診を行い、必要があれば肩枕を入れたり、側臥位をとったりする必要があります。PACUのようなケアユニットに帰るのか、一般病棟に帰るのかによっても判断は異なってきます。自発呼吸がしっかりあって、気道が開通しているが、患児はスヤスヤ寝ている。それが理想的かもしれませんが、それが難しいと判断するのであれば泣かれるのを覚悟で完全覚醒を待つ選択肢ももたねばなりません（図）。

　小児麻酔の中でも先天性心疾患は、さらに特殊な分野といえるでしょう。苦手意識をもつ人もきっと多いはずです。先天性心疾患を学ぶうえでのコツは**「治療経過を意識する」**ことです。先天性心疾患の手術は、姑息術と根治術に大別でき、最終的なゴールも二心室修復や単心室循環といった選択肢があります。同じ姑息術（例えば肺動脈絞扼術）でも、二心室に進むのか単心室に進むのかで、手術内容や麻酔の細かいニュアンスが異なります。これはあまり成人症例では見られない特徴といえるでしょう。肺動脈絞扼術だからこの麻酔！という単純な1対1対応ではなく、一歩踏み込んで理解するためには「治療経過」という視点をもつことが不可欠です。現状の問題点は左右の心室のバランスが悪いことで、二心室修復に進めるか分からないが、まずは姑息術を施行し心室の成長を待つ、その経過で十分な大きさになれば根治術に進むが、難しければ単心室循環へ舵を切る、そしてその判断のタイムリミットはいつまでに行

89

う、こういった内科や外科が考えている患児の治療経過を把握し、その流れの中におけるワンポイントで手術麻酔に携わっていることを理解しましょう。そういったことを考えながら先天性心疾患に触れることでおのずと理解が深まっていきます。麻酔導入は酸素なのか、空気なのか、$Paco_2$はどのレンジで管理するのか、術後 NO は必要なのか、術後早期抜管を目指すのか、しばらく深鎮静が要るのか、そういったことも徐々に見えてきます。この疾患はこう、とか、この術式はこう、というように機械的に対応させることは、特に先天性心疾患を学ぶうえでは限界があるでしょう。**実際の病態はそこまでクリアカットでなく、グラデーションを描いており、**そのおのおのの症例に最適な判断を下していかなければならないのです。

参考文献・図書・HP

1) 蔵谷紀文監．坂口雄一編．小児麻酔ポケットマニュアル改訂版．東京：羊土社；2024.
2) 溝渕知司監．香川哲郎ほか編．臨床小児麻酔ハンドブック　改訂第 4 版．東京：診断と治療社；2020.
3) 藤原　直．小児心臓血管外科手術．東京：中外医学社；2011.
4) 吉谷健司監修．稲冨佑弦編．50 の術式と疾患で学ぶ心臓麻酔．東京：克誠堂出版；2022.

指導医側になったときに意識してほしいこと
【指導者になったときに実践してほしいこと】

1 指導医の立場であっても、必ず自分の目ですべてを確認しましょう。自分にとっては当たり前でも、小児に不慣れな人にとっては気づかないことがたくさんあります
2 何に気をつけて麻酔を施行するのか考えてきてもらいましょう。先天性心疾患であれば循環動態をしっかり予習してきてもらいましょう
3 何を考え、この介入を行うのか、言葉にして説明してあげましょう。質問をいつでも受け付ける姿勢を見せることが大切です
4 患児家族や主治医としっかり意思疎通をはかることを促しましょう
5 次に生かすために、一緒に症例の振り返りを行いましょう

10. 厳格な指導医は得難い指導医です

　強調すべき事実として、専攻医である今の立場にいる医師や指導医も、最初は研修医であったということを挙げたいと思います。現在、症例を担当している麻酔科の専門医や各大学の教授達も、もともとは研修医としてスタートしています。また、専攻医の立場にあると、同期の成長に気を取られがちです。例えば、硬膜外麻酔がうまくいかなかったり、脊髄くも膜下麻酔が効果が十分でなかったり、中心静脈カテーテルが動脈内に誤って挿入されたりした際に、落ち込みや絶望を感じることもあるかもしれません。

　しかし、皆が最初は研修医であったという事実、そして個人によって成長速度が異なるということを忘れてはいけません。著者自身も非常に不器用であり、研修医のころは、「駒澤を見れば食道挿管を疑え」という程度でした。動脈圧ラインの確保においても、同期と比較すると成長が遅いと嘆いていました。しかし、数か月や数年という時間をかけて取り組む中で、最低限のレベルに到達することができたと考えています。そして、修得までに時間がかかり、さまざまな合併症を経験したことから、指導医としての自信を持つことができていると思います。

　ただし、忘れてはならないことが1つあります。厳格な指導医は得難い指導医です。何も指摘しない指導医こそが危険なのです。現在の状況では、何か問題があればすぐにパワーハラスメントの疑いがかかる可能性もあるため、厳格な指導医が関与してくれることは非常に貴重です。そのような有益な指導医からの指摘は、謙虚に受け入れ、改善に努めましょう。専攻医が改善に向けて努力する姿勢を見せれば、厳格な指導医は必ず評価してくれます。「良かれと思って」いただいた指摘や注意に怒ることは、双方にとって不毛でしかありません。

（駒澤　伸泰）

産科麻酔の学び方

昭和大学医学部麻酔科学講座　細川幸希

- 産科麻酔の守備範囲は、帝王切開の麻酔や経腟分娩の鎮痛（無痛分娩）だけでなく、妊娠中の非産科手術の麻酔、産後出血、母体急変など多岐にわたります
- 妊娠による生理的変化、妊娠特有の疾患や治療薬、分娩経過などの産科的知識を深めると一気に視野が広がります
- 多職種や患者と関わる機会が多く、コミュニケーションスキルが必要です。慣れるまでは負担に感じるかもしれません。しかし、患者からのフィードバックは手術麻酔とは異なる充足感につながります
- 生命の誕生に立ち会える幸せな現場です。また、患者・家族にとっては人生に幾度とない貴重な機会です。相手を尊重する姿勢を忘れずに、真摯に研修に臨みましょう

産科麻酔を学ぶ意義

1. **脊髄幹麻酔を学ぶ貴重な機会**となります。手術の低侵襲化や術後抗凝固療法の普及により脊髄幹麻酔を研修する機会は減少しています。一方、産科麻酔分野では依然として脊髄幹麻酔が第一選択です。とくに無痛分娩は脊髄幹鎮痛に代わる方法がありません。自身の硬膜外麻酔の信頼性について省み、手技の精度を高める絶好のチャンスです。

2. **産科出血の治療戦略を学べます**。産科出血は出血スピードが速く、凝固因子の急激な減少など外科手術の出血とは異なる特徴があります。産科危機的出血への対応指針が整備されており、フィブリノゲンやトラネキサム酸など出血の治療戦略を学ぶ良い機会となるでしょう。

3. **病棟から手術室への視点**を学べます。担当した無痛分娩症例が帝王切開となったり、産科病棟で超緊急帝王切開を決定する前段階に遭遇したり、新生

児期に手術を要する症例を出生前から把握したり。「点」ではなく「線」で患者を診ることができます。申し込みを待つ受け身の診療から脱却すると、麻酔科特有のストレスは減り、楽しく前向きに診療に取り組めるでしょう。

4. **多職種連携**を学べます。産科麻酔では、産婦人科医や助産師のみならず、新生児科医、救急医、放射線科医など、周産期に関わる多くの職種と協働します。時には麻酔科医が調整役となります。こうした経験は他分野でも大いに役立ちます。

5. **共同意思決定**（shared decision making：SDM）を経験できます。産科診療では患者が選択権を持ち、決断する場面が多くあります。とくに無痛分娩は患者の希望によって実施するもので、鎮痛目標は患者や分娩に関わるスタッフとの合議によって成立します。まさに SDM の原点といえます。

6. **手術室の外に出る**ということ。経験年数の浅いうちは、麻酔科医の主戦場は手術室です。経験を重ねるにつれて活躍の場は手術室外に広がります。手術室の外であなたは、一人の麻酔科医（麻酔科代表）として患者に関わることになります。「あなた」自身への信頼度が増すことで、自立心が高まるでしょう。

産科麻酔の学修目標

［周産期・産科麻酔教育ガイドラインを参考に作成］

▶ ベーシック

● 母体、胎児の生理学について説明できる
● 産科麻酔で使用する薬物について、妊婦における特徴、子宮胎盤血流、胎児・新生児、授乳に及ぼす影響について説明できる
● 帝王切開の麻酔について脊髄幹麻酔、全身麻酔の特徴や術中管理の要点、合併症について説明できる
● 帝王切開の適応となる疾患や緊急度を理解し、病態に応じた麻酔管理を行うことができる
● 妊娠中の非産科手術の麻酔において、麻酔薬や手術操作が胎児に及ぼす影響を理解し、適切な麻酔管理を行うことができる
● 脊髄幹鎮痛による経腟分娩の鎮痛（無痛分娩）について理解し、実践するこ

とができる
- 危機的産科出血への対応指針に基づき、多職種と協働して産科出血へ対応することができる

▶ アドバンス

- 分娩について正常な分娩経過、異常分娩、陣痛誘発・促進について説明できる
- 胎児の健常性を確認する方法（胎児心拍数陣痛図など）について理解する
- 産科的合併症（胎盤異常、多胎、早産、高血圧など）について、病態や麻酔に関連するリスクを理解し、麻酔前評価や麻酔管理につなげることができる
- 新生児蘇生法の概要と要点を説明できる
- 母体急変時の鑑別疾患を理解し、病態に応じた対応をすることができる

産科麻酔で意識すべき「学び方」

　急がばまわれ、横断的な学びがおススメです。一見回り道のようですが、妊娠による生理的変化や産科特有の疾患・薬物の理解を深めることで、戦略的な麻酔管理や術中急変への応用力を身につけることができます。

▶ 妊娠による呼吸、循環、血液、消化管などの生理的変化を理解すること

　産科麻酔の根幹といえます。基本を理解すれば麻酔管理の要点も明確になります。例えば、妊娠によって循環血液量はいつ、どのくらい増加するのでしょう？　循環血液量の増加は妊娠 6 週からはじまり、妊娠 34 週までに約 50% 増加することを理解していれば、心疾患合併妊娠の妊婦の心イベント発生リスクが妊娠満期ではなく妊娠 30 週前半に高まることが予想できます。基礎知識の勉強は面白味に欠けるかもしれませんが、急がば回れ。産科麻酔研修開始の早期にしっかり学習しましょう。

▶ 産科特有の疾患や治療薬の理解も不可欠

　疾患の病態を理解すれば、的確な術前評価や術中リスクの予見につながります。例えば、妊娠高血圧腎症の病態は血管内皮障害による血管透過性亢進で

す。重症例では肺水腫・胸水を認めることもありますので術前の胸部 X 線の確認は重要です。血管透過性亢進による浮腫で困難気道リスクが高まりますし、脊髄幹穿刺が困難かもしれません。脊椎超音波による椎間同定や全身麻酔回避のため脊髄くも膜下硬膜外併用麻酔を選択するなど、麻酔法を工夫することで危機を免れることができます。疾患の病態を理解する重要性はここにあります。

▶ 帝王切開の麻酔は産科麻酔研修の要

　予定の帝王切開の麻酔は母体の生理や産科的合併症の知識を深めるチャンスです。麻酔法や薬物投与量などの表面的な知識だけでなく基礎知識も勉強しましょう。帝王切開は緊急手術の割合が高く、予習を十分にできない状況が多いです。しっかり基礎知識を身につけておけば、一人ぼっちの当直で未経験の症例に遭遇しても、知識を総動員して乗り切ることができるでしょう。

▶ 経腟分娩の鎮痛（無痛分娩）の学び方

　無痛分娩の体制は施設によって大きく異なります。24 時間対応か、日中のみの対応か、分娩誘発の方法、麻酔科医の関わり方など。無痛分娩を学ぶ時は現状の体制となった背景まで理解することで、普遍的な知識に昇華することができます。

▶ 周産期・産科麻酔教育ガイドライン

　2023 年に日本産科麻酔学会、日本周産期麻酔学会から教育ガイドラインが出版されました。産科麻酔の学修目標について細かく記述されていますので網羅的に学ぶことができるでしょう。

参考文献・図書・HP

1）産科危機的出血への対応指針 2022．https://anesth.or.jp/files/pdf/guideline_Sanka_kiki_2022.pdf（2024 年 1 月 6 日確認）
2）日本産科麻酔学会．https://www.jsoap.com/（2024 年 1 月 6 日確認）
3）月刊産科麻酔．https://www.jsoap.com/movie/（日本産科麻酔学会が公開している教育動画。1 本 10 分程度なので隙間時間に視聴できる。）（2024 年 1 月 6 日確認）
4）日本産科麻酔学会．周産期・産科麻酔教育ガイドライン．https://www.jsoap.com/uploads/%E5%91%A8%E7%94%A3%E6%9C%9F%E7%94%A3%E7%A7%91%E9%BA%BB%E9%85%94%E6%95%99%E8%82%B2%E3%82%AC%E3%82%A4%E3%83%89%E3%83%A9%E3%82%A4%E3%83%B3.pdf（2024 年 1 月 6 日確認）
5）日本産科婦人科学会．産婦人科診療ガイドライン産科編 2023．東京：日本産科婦人科学会；2023．

指導医側になったときに意識してほしいこと
【指導者になったときに実践してほしいこと】

1 疾患概念から伝えるようにしましょう。1 対 1 対応の知識（帝王切開の脊髄くも膜下麻酔の局所麻酔薬量は○ mL）ではなく、疾患の概念を理解したうえで学びを導けるような質問を投げかけてください
2 自分の知識を疑い、一緒に学ぶ姿勢で臨みましょう。医学は日進月歩です。自身が学んだ産科麻酔の知識は、すでに過去のものかもしれません。母児の命を預かる責任を果たすために、曖昧な知識をそのままにせず学修者と一緒に学ぶ姿勢で臨みましょう。ご自身の知識のブラッシュアップの良い機会となるでしょう
3 周産期・産科麻酔教育ガイドラインを活用しましょう。産科麻酔の学修目標について記述されており、指導の際に必要な内容を網羅できるでしょう

11. 麻酔科内でも「チーム医療」
―リーダーシップだけでなく
フォロワーシップを意識しましょう―

　皆さんは小学校などで集団生活を始めたころから、「リーダーシップ」という言葉を耳にしてきたと思います。そして、医学部においても「医師は医療チームにおけるリーダーだからリーダーシップを育てよう」と言われてきたと思います。しかし、冷静に考えれば、チームリーダーだけが優秀であっても、チーム全体が優れているわけではありません。チームが最高のパフォーマンスを発揮するためには、リーダーだけでなくチームメンバー全員の協力が不可欠です。つまり、「リーダー」と同様に、「フォロワー」の動きも重要なのです。このように、リーダーの指示を受けながらもチームメンバーとして適正な動きができるかどうかを問うことを「フォロワーシップ」と言います。

　フォロワーシップの具体的な例として以下があります。
- 自分にできる仕事や業務を積極的に引き受ける
- リーダーに積極的に意見を伝える
- リーダーの指示をチーム全体に浸透させる

　麻酔科の場合、指導医と専攻医の関係、曜日責任者と麻酔科医の関係も挙げられるでしょう。

　緊急手術が依頼された場合、積極的に引き受けることや、曜日ライター（責任者）に自分の担当症例の状況と管理方針を伝えること、また医局会での周知内容を非出席者や若手医師に周知することが挙げられます。それぞれが麻酔科チームの中で自分ができることを意識し、行動することで、雰囲気や学修効果も自然に向上していくものと考えられます。

（駒澤　伸泰）

12. クリティカルケアにおける
コミュニケーション

column

　周術期を含むクリティカルケアにおけるコミュニケーションの基盤は、チームダイナミクスとされています。チームダイナミクスは、「リーダーシップやマネジメントに意識を向けることで、チームメンバーの力を最大限に引き出す方法論」です。

　以下に、麻酔科の医療に適用したチームダイナミクスの8つのポイントを解説します。

① **復唱確認**

　例1：「助永先生、エフェドリン4mgを静脈投与して、点滴を急速に進めてください。」

　　　「はい、了解しました。エフェドリン4mgを静脈投与し、点滴を急速に進めました。」

　例2：「前田先生、緊急申し込みのあった急性虫垂炎の術前訪問に行ってきてください。患者さんは412号室の国政啓さんです。」

　　　「了解しました、412号室の国政啓さんですね。」

② **明確な言葉遣い**

　例1：「渡部先生、マンニトール300mlを右上肢の静脈ラインから投与してください。」

　例2：「古谷先生、ドパミンを3γ（μg/kg/min）で右内頚静脈の中枢ラインのdistalから投与開始してください。」

③ **明確な役割と責任分担**

　例：「植木先生は動脈圧ラインを左橈骨動脈から確保してください。羽場先生は内径7.5mmの気管チューブを用いて、ただちに気管挿管をお願いします。古谷先生は、輸血の確認とオーダーを続けてください。」

④ **自己限界の把握**

　例1：「前田先生、僕は鎖骨下からの中心静脈穿刺を単独で行う自信がありません。」

　　　「駒澤先生、了解しました。右の内頚静脈から確保してください。」

　例2：「前田先生、経食道心エコーの下行大動脈評価に自信がありません。」

　　　「駒澤先生、正直に言ってくれてありがとう。私が代わりますので、やり方を覚えましょう。」

⑤ **情報共有**

　例：「2分前に動脈損傷で収縮期血圧が50台まで低下しましたが、術野における圧迫止血、輸液と昇圧薬で回復傾向です。」

⑥ **再評価とまとめ**

　　例 1：「先ほど発生した術中喘息発作ですが、セボフルラン投与で正常気道内
　　　　　圧に戻りました。再発の可能性もあるため、テオフィリン持続投与を
　　　　　行いながら、集中治療室入室を検討します。」

　　例 2：「グルコース・インスリン療法後のカリウム値は 8.3 から 5.6 まで低下
　　　　　しましたが、まだ少し高めですので、フロセミドと塩化カルシウムも
　　　　　投与します。」

⑦ **建設的な修正**

　　例：「すみません、駒澤先生。レミフェンタニルの持続投与ラインが外れて
　　　　いるように見えるので確認してください。」

⑧ **チームメンバー同士の尊重**

　　例：「皆さん、お疲れさまです。質の高い悪性高熱症の蘇生が進行中です。」

（駒澤　伸泰）

1-16 麻酔科外勤における学び方と心得

ひだか病院麻酔科　羽場政法

専攻医が意識すること

- 社会人として常識を持って行動しましょう
- 麻酔科外勤先病院の文化とルールを尊重しましょう
- 明確なコミュニケーションを心がけましょう
- プロフェッショナリズムを発揮し、責任を持って業務を行いましょう
- 普段とは違う環境だからこそ学びは広がります。前記を意識し成長してください

麻酔科外勤の意義

　われわれは学生生活を終え、医師国家試験に合格すると、すぐに「先生」と呼ばれる職業です。医師は特殊な環境で育ちます。「リーダーシップ」「問題解決能力」「倫理観」「プロフェッショナリズム」「専門的知識とスキル」など多くのことを初期から期待され、発揮されることを望まれます。一方、チームで働く力が発揮されなくても研修医時代は問題とならないことがあります。日常勤務している病院では個性として認識され、許容されることも多いですが、外勤先の病院では社会人として常識のない人間と評価されます。一通りの知識とスキルを持った専門医が次に必要とされる社会人としての能力は**「規律性」「柔軟性」「傾聴力」「発信力」**などチームワーク、多職種連携で重要な能力です。どのような環境でもチームを円滑に動かすことが麻酔科医には求められます。外勤先はこのような能力を学ぶ場としても重要な場所です。麻酔科外勤先の病院の文化とルールを尊重し、明確なコミュニケーションを心がけましょう（図）。

　麻酔科外勤では普段と違う手術や、背景が違う患者に出会うでしょう。**自施設で学んだ知識を応用し、普段と異なる症例に対応することにより、臨床麻酔の幅をひろげてください**。普段行っている麻酔方法と大きく違う麻酔方法が、

1-16 麻酔科外勤における学び方と心得

経済産業省が主催した有識者会議により、職場や地域社会で多様な人々と仕事をしていくために必要な基礎的な力を「社会人基礎力（＝3つの能力・12の能力要素）」として定義。

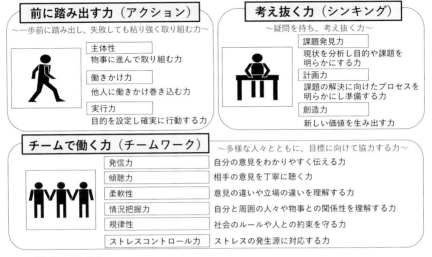

図　社会人基礎力
（経済産業省提供資料より改変転載）

外勤先病院では行われているかもしれません。新しい麻酔方法に出会える機会です。自身の麻酔方法を実践するだけでなく、その場所で行われている麻酔方法にも興味を持ってください。

麻酔科外勤の学修目標

▶ ベーシック（心得）

- 社会人として恥ずかしくない礼儀、礼節を実践しましょう
- 普段と異なる環境や業務内容に柔軟に適応しましょう
- 普段よりパフォーマンスが下がることを認識して対応しましょう
- 自己の限界を認識し対応が難しいと感じた場合は申し出ましょう

アドバンス（学び方）

- ●これまで学んだことを普段と異なる環境で実践しましょう
- ●新しい知識、スキルを習得しましょう
- ●いつもとは違う意見が聞ける場所です。日頃の臨床の疑問を聞いてみましょう

麻酔科外勤で意識すべき「学び方」「心得」

心得1　業務開始時間を意識する

外勤先の病院に初めて訪れる時には、**十分な時間的余裕を持って訪問**しましょう。具体的には指定された時間より30分から1時間前に到着しましょう。気道確保器具、麻酔器、薬物、麻酔記録など普段から使っているものかどうか確認しましょう。**使用方法がわからないものがあれば、常勤医に使い方の指導、あるいは麻酔中のサポートをお願いしましょう。**

何度か訪問した外勤先病院でも、指定された時間に準備に必要な時間を追加し、さらに15分程度早く到着するように心がけましょう。交通事情などで遅れる場合には必ず連絡を入れましょう。

心得2　自己の能力を客観視する

外勤先の病院では文化もルールも違います。現場で求められる麻酔業務を可能な範囲で行いましょう。ただし、**自己の限界を認識する**必要があります。安全に手術できる環境を患者に提供することが達成できない、あるいは、対応できない業務がある場合は**必ず申し出ましょう。**

心得3　こんなはずじゃなかった！

外勤先病院では日常の現場よりもパフォーマンスが下がります。理由は、物品（薬物、気道確保器具など）が普段のように用意できません。あなたの性格を理解し、対応してくれているチームメンバーがいません。このような理由から、外勤先病院では余裕を持って対応できるように気をつけるとともに、**早めに自己の限界を申し出ましょう。**

▲ 心得 4　仕事です

　外勤先病院に応援に来られる先生には、外勤先病院から給与が支払われています。自施設の業務が忙しい、夜間勤務明けで集中できないなどの理由を持ち込まないようにしましょう。これらの問題は、自施設で解決するべきです。しかし、ここには本人の問題でなく自施設で作られたシステムという問題が内在します。あなたがシステムを作る側になったときはこの問題の重要性を考えてください。

　外勤先病院での勤務は、これまで学んだことが適応できることを知る良い機会となります。担当する患者の状態をよく考え、適切だと思う麻酔を提供してください。またお互いを知るチームメンバーがいません。活かせるのは自身の知識とスキルが中心となります。改めて自己評価をする良い機会となります。**安全な麻酔が提供できたら、自分を褒めてください。**

　麻酔方法は、コミュニティごとにその性質が異なります。空き時間があれば、外勤先病院の麻酔科医が行っている麻酔を見学しましょう。新しい発見や技術を見ることができるかもしれません。また、外勤先の病院には普段とは違う視点があります。疑問に思っていることを外勤先病院の麻酔科医の先生とディスカッションすることも有用です。

　社会人としての常識を心がけ、自己の限界を認識し、より深い学びを習得してください。

参考文献・図書・HP 🔍

1）経済産業省ホームページ．社会人基礎力．https://www.meti.go.jp/policy/kisoryoku/index.html（2024 年 2 月 4 日確認）

指導医側になったときに意識してほしいこと
【指導者になったときに実践してほしいこと】

1 外勤医師はこれから成長する半人前の社会人であることを理解し、根気をもってサポートしましょう
2 社会人として行うべきことを明確に伝えましょう
3 外勤医師は通常よりパフォーマンスが下がることを認識し、サポートしましょう
4 外勤医師が自己の限界を伝えやすい関係を作りましょう
5 若い先生は新しい知識の宝庫です。耳を傾け、ディスカッションするとともに、自身の麻酔について振り返りましょう

13. 自職種連携→多職種連携→部署間連携という視点で「周術期管理チーム」のイメージを拡げていきましょう

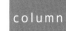

　臨床現場における多職種協働は、「適切な相互確認が行える」「意見交換などの円滑なコミュニケーションがとれる」「心理的安全性が保たれている」といえるかもしれません。「仕事上のコミュニケーション」という表現がやや否定的に聞こえるかもしれませんが、「多様な価値観やミッションを持つ医療者と協力してチームを形成し、患者安全を最優先する」スキルが多職種連携の基本ではないでしょうか？　手術室では、麻酔科医、看護師、外科医の間で共通の目標がイメージしやすいですが、薬剤師や病棟看護師との連携や申し合わせ作成に苦労された経験はありませんでしょうか？

　異なる職種同士の多職種連携を実践する前の重要な前提として、「自職種内での連携」や「責任ある自職種の専門能力」が必要であることは明白です。言い換えれば、多職種と円滑に連携するためには、自身の専門性を高めるだけでなく、「自職種内での連携能力を向上させること」が求められるのです。自診療科内でチームメンバーとして適切に行動できなければ、診療科間や職種間の連携が円滑に行えるとは考えられません。言い換えれば、「自職種連携」が不十分な場合、周術期における多職種連携は成り立たないのです。

　したがって、まずは同期や麻酔科内での連携を意識し、その後、手術室内で外科医や看護師との連携を構築していくことが効果的でしょう。また、これらの部署内での連携が円滑でなければ、手術室と病棟、手術室とICUなどの連携が機能しないことは容易に想像できます。何事も段階的に進めることが重要です。さらに、周術期には術前、術中、術後早期といったさまざまな連携の段階があることも意識して取り組む必要があります。

（駒澤　伸泰）

超高齢者麻酔の学び方

新潟大学医歯学総合病院麻酔科　渡部達範

- 高齢者は各臓器の生理機能の低下、薬物動態・薬力学の変化を理解しよう
- 心機能の他覚的な評価方法を知ろう
- 術後せん妄のリスクファクターを評価・予防しよう

超高齢者麻酔を学ぶ意義

　現在の日本は超高齢化社会であり、男性・女性ともに平均寿命は世界1位です。そのため手術室に来る患者も高齢化しています。年齢を重ねると生理機能の低下や基礎疾患が多くなり、いわゆる予備能が低下しているため、若年者に比べてより繊細な麻酔管理を求められます。また、認知症があり、自分で自分の状態を答えられないケースも多々あり、さらに施設にいれば家族も状態を把握していないケースもあります。このように得られる情報が少ない場合もありますが、いくつかの評価法を組み合わせてできる限り正しく患者を評価し、オーダーメイドの麻酔ができるようになることは必須のスキルです。

超高齢者麻酔研修の学修目標

▶ ベーシック

- 高齢者の生理学的特徴を理解しよう
- 高齢者の他覚的な評価方法を理解しよう
- 薬物動態・薬力学的変化を理解しよう

▶ アドバンス

- ●術後せん妄を予防しよう

超高齢者麻酔の「学び方」

▶ 高齢者の生理学的特徴を知ろう

高齢者は各臓器の機能が落ちていることはいうまでもありません。また高齢者では生理機能の個人差が大きくなり、85歳では上下で約20歳もの差がついているといわれています。したがって高齢者は年齢だけで判断することは難しく、術前に各個人に合わせた生理学的評価が重要となります。

▶ 運動耐容能の評価

生理学的評価を行うには運動耐容能の評価が重要です。「非心臓手術における合併心疾患の評価と管理に関するガイドライン」(以下、ガイドライン)の運動耐容能「7METs以上(Duke activity status index：DASIスコア34点以上)(表1)ならば、さらなる心臓検査をせず手術をすることを考慮する(推奨クラスIIa)」などとされています。一般的には運動耐容能が4METs以上であれば，非心臓手術を施行するのに差し支えない場合が多いです。しかし、高齢者ではひざ痛や股関節痛などの整形外科的疾患により日常生活動作が困難となっている方も多く、運動耐容能の評価が難しいケースも多々あります。「4METs未満または不明」の場合は、術前心臓検査の適応(心エコー検査など)、マネジメントなどについて包括的に検討することが必要となります。

▶ revised cardiac risk index (RCRI)

ガイドラインでは術前リスク評価にはRCRIを使用することが推奨されています(推奨クラスI、エビデンスレベルB)。項目としては、① 虚血性心疾患(急性心筋梗塞の既往，運動負荷試験で陽性，虚血によると考えられる胸痛の存在，亜硝酸薬の使用，異常Q波)、② 心不全の既往、③ 脳血管障害(一過性脳虚血，脳梗塞)の既往、④ インスリンが必要な糖尿病、⑤ 腎機能障害($Cr > 2.0$ mg/dL)、⑥ 高リスク手術(大血管手術)があり、「非血管手術では

表 1　Duke activity status index（DASI）質問票

	項目	点数
1	身の回りのこと（食事、着替え、入浴、トイレ）は自分でできますか？	2.75
2	家の中を歩くことはできますか？	1.75
3	平地を 200 m 程度歩くことはできますか？	2.75
4	階段で 2 階以上に上がることはできますか？	5.5
5	少しの距離でも走ることはできますか？	8
6	簡単な家事（掃き掃除や食器洗い）はできますか？	2.7
7	負担が中程度の家事（掃除機あて、床拭き、食料品店で買い物かごを持って移動など）はできますか？	3.5
8	負担が大きな家事（床磨き、重い家具の持ち上げまたは移動など）	8
9	庭仕事（落ち葉掃き、草むしり、草刈り機での草刈りなど）はできますか？	4.5
10	性交渉はできますか？	5.25
11	中程度の運動（ゴルフ、ボーリング、ダンス、ダブルステニス、ボール投げ）はできますか？	6
12	重度の運動（水泳、シングルテニス、サッカー、バスケットボール、スキー）はできますか？	7.5

**表 2　RCRI 項目数別院内または 30 日心血管イ
ベント発生率**

（a）非血管手術

	院内または 30 日心血管イベント発生率（95% CI）
0	0.91%（0.70〜1.2%）
1	2.9%（2.5〜3.4%）
2	7.2%（6.0〜8.6%）
≧ 3	13.7%（10.7〜17.4%）

（b）血管手術

	院内または 30 日心血管イベント発生率（95% CI）
0	3.2%（2.7〜3.7%）
1	7.7%（6.9〜8.5%）
2	11.9%（10.6〜13.4%）
≧ 3	19.0%（16.6〜21.6%）

RCRI 0〜1 項目、血管手術では 0 項目であれば、ルーチンには、さらなる心臓に関する術前検査は推奨されない（推奨クラス III No Benefit、エビデンスレベル B）」とされています（表 2）。それ以上の場合は心エコー検査などを行い、評価を行う必要があります。

▶ 脳性ナトリウム利尿ペプチド（BNP）測定

ガイドラインでは BNP または NT-pro BNP 値の測定は、運動耐容能より一段階弱い「推奨クラス IIb」とされていますが、BNP が正常値であれば、低リスク群へと再層別化できると考えられています。また、心不全で入院歴などがあり BNP が測定されている場合は、現在の BNP と比較することで現在の状態をある程度把握することができます。

▶ 重症大動脈弁狭窄症の評価

超高齢者では術前の検査で初めて大動脈弁狭窄症（aortic stenosis：AS）が発見されることもしばしば経験します。症状がなくても重症であることもあり、予定の手術を先に行うか、大動脈弁置換術（aortic valve replacement：AVR）または経カテーテル大動脈弁置換術（transcatheter aortic valve implantation：TAVI）を先に行うかを検討する必要があります。一方、高齢者に多い大腿骨近位部骨折においては、骨接合術を先行することがガイドラインに記載されているため、管理に十分に注意し麻酔を行う必要があります。

▶ 薬物動態・薬力学の変化

高齢者では生理学的機能の低下から薬物動態の変化が生じ同じ投与量でも薬物濃度が上昇してしまうことがあります。また同じ濃度でも薬物の効果が強くでてしまう薬力学の変化が起こっている場合もあります。いずれにしても薬物の投与を少量から行いその反応を見ながら滴定を行うことが重要となります。

▶ 術後せん妄の予防

高齢者では術後にせん妄を来すことがしばしばあります。特にフレイル患者はオッズ比（OR）1.72 ［95％信頼区間（confidence interval：CI）：1.62-1.84］であり、全身麻酔の OR 1.07 ［95％ CI：1.01-1.13］よりもリスクが高いことが示されています。術後せん妄には脳内の炎症反応が原因と示唆されており、手術を行う以上避けられない可能性もあります。深い鎮静がリスクファクターとなる報告もありますので、BIS などでモニタリングを行い鎮静が深くなりすぎないような麻酔を心がける必要があります。

参考文献・図書・HP

1) Ravi B, et al. Association of Duration of Surgery With Postoperative Delirium Among Patients Receiving Hip Fracture Repair. JAMA Netw Open 2019 ; 2 : e190111.
2) Fritz BA, et al. Intraoperative Electroencephalogram Suppression Predicts Postoperative Delirium. Anesth Analg 2016 ; 122 : 234-42.
3) 河野　崇. 術後神経認知障害―脳内炎症を標的とした予防・治療戦略―. 日集中医誌 2018 ; 25 : 12-9.
4) 2022 年改訂版非心臓手術における合併心疾患の評価と管理に関するガイドライン https://www.j-circ.or.jp/cms/wp-content/uploads/2022/03/JCS2022_hiraoka.pdf（2024 年 3 月 25 日確認）

指導医側になったときに意識してほしいこと
【指導者になったときに実践してほしいこと】

1　一口に高齢者と言っても個人差が大きく、個々の評価が重要になります。運動耐容能の評価が難しい患者では血液検査などから得られる客観的な評価の方法と有用性を伝えられるようにしましょう
2　薬物動態・薬力学的な観点から薬物の必要量が減少していることが多いので、薬物投与は少なめから行い応答を見ながら滴定を行うことの必要性も伝えるように意識しましょう

14. 麻酔科医として教育活動の意識をもとう

column

　「医学の歴史」と聞くと、「そんなの必要ないよ」と思われる方が多いかもしれません。医学の歴史における負の側面から敬遠される方もいらっしゃるかもしれません。しかし、医学に限らず、社会・組織・個人レベルのどの視点からでも「これまでを振り返り未来を考える」ことは大切です。われわれの空間および時間は、過去からの連続の中にあります。

　麻酔科領域における歴史研究も近現代史を中心に進んでいます。麻酔を「痛みや恐怖を取る」という観点から考えれば、麻酔の歴史は、人間が共感を持って仲間の手を握った時にさかのぼるのではないでしょうか。痛がる人の手を握ることや声掛けなどの共感のこもったケアは、身体の痛みと心の傷みを和らげるからです。

　また、麻酔科学は、歴史とともにその範囲を変えていくでしょう。救急医療との関わり、集中治療との関わり、ペインクリニックとの連携体制は、時代とともに変化するでしょう。また、患者安全、多職種連携などの在り方も時代により変わります。目まぐるしく薬物や手技が進歩する麻酔科学を含む現代医学を正しい方向に進めるためには、歴史の客観的評価が必要です。そして、麻酔科の未来を創るための現代史を紡いでいるのは他ならぬわれわれなのです。

　このように、麻酔科の未来を切り拓くということは、先人の知恵や教訓を未来につなげるために適切な「教育」が欠かせません。医学の進歩が著しいため、医学教育の内容や方法も、指導者が学修者だった頃と大きく異なることを理解する必要があります。

　われわれが先人から引き継いできたものを次世代に発展させること、つまり麻酔科学の持続可能性を保つためにも、指導者が医学教育理論を学び、活用していくことが不可欠と考えられます。

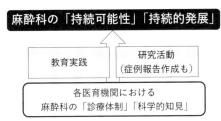

図　医学教育理論の活用こそが麻酔科学の持続可能性を担保する

（駒澤　伸泰）

麻酔科専門医試験へ向けた学び方

香川大学医学部地域医療共育推進オフィス　駒澤伸泰

- ●麻酔科専門医試験のカバーする範囲は非常に広いことを意識しましょう
- ●麻酔科専門研修の前半で臨床研修、知識獲得などの学びのスタイルを整えましょう
- ●麻酔科専門医試験過去問題から「何を学ぶべきか」を覚えましょう
- ●短期研修が不可能であった領域はその領域のガイドライン理解に努めましょう
- ●麻酔科専門医試験がゴールではないことを理解し、「麻酔科専門医試験」を麻酔科医としてのスキルを伸ばすためのチャンスととらえましょう

麻酔科専門医試験の意義

　専門医に必要な資質は、特定の領域に対応し、総合的な医療を提供する能力です。しかし、麻酔科専門医のカバーする範囲は広く、周術期管理、ペインクリニック、蘇生科学、集中治療医学、緩和医療などが含まれます。

　4年間の後期研修ではこれら多様な分野のスキルを獲得できるかどうかは未知数ですが、「最低限のジェネラリストとしてのスキルを磨く」ために研修を行う必要があります。

　多くの4年間の研修プログラムが、スペシャリストとしての資質とジェネラリストとしてのスキルを両立させるために、小児専門病院、循環器専門病院、市中病院を組み合わせたプログラムを提供しています。

　おそらく手術室麻酔だけでなく、ペインクリニックと集中治療すべてのローテーションを完遂できる麻酔科専攻医は少ないと思います。そのためにシミュレーションや座学を合わせて専門医に求められるテクニカルスキル、ノンテク

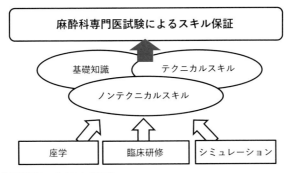

図1 麻酔科専門医へ向けた学び

ニカルスキルを真正面から修得していく姿勢が必要でしょう（図1）。

麻酔科専門医試験へ向けた学修方法

▶ベーシック【麻酔科専攻医1～2年目】

- 麻酔科医としての知識を獲得する（教科書）
- 麻酔科医としての臨床経験を積み、省察し、知識とリンクする
- 二次救命処置や超音波ガイド下中心静脈穿刺などのシミュレーション講習会には積極的に参加する
- 出来る限り過去の症例報告（日本語・英語問わず）を読み、「考察」における学びを自分のスキルに組み込む
- 指導医と症例や麻酔管理法について出来る限りディスカッションする
  → この時期に学びのスタイルを修得することが不可欠です

▶アドバンスト【麻酔科専攻医3～4年目】

- 麻酔科専門医試験の過去問題を徹底分析する→何故この問題が出題されているかを考えて、成書を確認する
- 麻酔科専門医として必要なスキルとは何かを考え、患者安全・医療安全のために何に留意すればいいかを考える→口頭試験・実技試験で評価してもらえます
- ペインクリニックや集中治療研修などのサブスペシャルティ研修ができた領

表　麻酔科専門医試験の内容

・筆記試験（多肢選択形式）
　→**基礎知識**
　　臨床判断能力【ノンテクニカルスキル】

・口頭試験（複数評価者で質を担保）
　→臨床判断（危機管理）能力【深いノンテクニカルスキル】
　　コミュニケーション能力【ノンテクニカルスキル】

・実技試験（ほとんどシミュレーション）
　→技術的能力【テクニカルスキル】
　　臨床判断能力【ノンテクニカルスキル】

域では、要諦を口頭で述べられるように訓練する→口頭試験・実技試験でも評価してもらえます
●ローテーションできなかったサブスペシャルティではその領域のガイドライン（敗血症ガイドラインなど）の要諦を徹底して学ぶ

　学問に王道なしといいますが、麻酔科専門医試験にも王道はないと思います。真正面から訓練すれば、必ずパスできると思います。

麻酔科専門医試験へ向けた「学び方」

　麻酔科専門医試験で評価されるスキルは私見では表のようになります。コラム3でも紹介していますが、ミラーのピラミッドでいえば、麻酔科専門医試験は「Does」を担保するための試験であるといえます（図2）。この観点からも、いわゆる過去問題を覚えるだけでは意味がないことがイメージできると思います。何度も繰り返しますが臨床研修の中でテクニカルスキルとノンテクニカルスキルを磨き、知識と連結させる「真正面」から立ち向かう姿勢が大切でしょう。

　また、日本でもすべての学問10年と言われるように、麻酔科専門医試験通過後もわれわれの臨床スキルはまだまだ伸びますし、サブスペシャルティ領域もどんどん伸びます。長期的な視点からは、「麻酔科専門医試験通過」を麻酔科専門研修の目標とするのではなく「麻酔科専門医試験を活用してスキルを伸ばす」と考えていただきたいと思います。

114

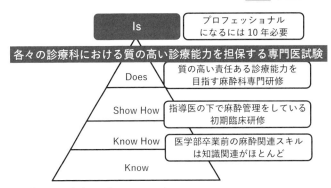

図2　麻酔科専門医試験はゴールではない

参考文献・図書・HP

1) 駒澤伸泰．麻酔科学と周術期医学領域における教育工学の応用．臨床麻酔 2017；41：693-700.
2) 駒澤伸泰．麻酔科医育成のための医学教育理論．臨床麻酔 2019；43：1385-9.

指導医側になったときに意識してほしいこと
【指導者になったときに実践してほしいこと】

　まずは研修プログラムの在り方について述べます。麻酔科専攻医向けのこの専門医育成プログラムでは、各領域での基本的な臨床能力だけでなく、医療安全管理における危機管理なども注力され、素早くかつ確実な対応が要求されています。

　麻酔科の幅広い特性を理解し、包括的な研修を実現するには、研修プログラムに参加している複数の病院が協力し、さまざまな疾患に触れる機会を提供できるような教育体制や教育病院群の再構築が不可欠です。教育体制の構築には、関連病院会議などでの情報共有や交換が役立ちますが、同時に上級医から研修医までが一堂に介して研修手技を訓練できるシミュレーション教育も効果的です。患者に害を与えずに手技やアプローチについて討議できるシミュレーション教育は、各教育病院群のスタッフが手技に対する異なる理解を把握し、相互に向上できる手段となります。

　個々の麻酔科医としては、麻酔科専攻医に対し、自らの専門医試験の「克服経験」を伝えていくことが大切でしょう。そして、その中で「麻酔科専門医試験を活用して、麻酔科医としてのスキルを伸ばす」「麻酔科専門医取得後も学ぶべきスキルは多々存在する」ということを伝えていただければと思います。

2 章

多職種協働、
生涯学習を意識する

2-1 手術室看護師との連携を学ぶためには

隠岐広域連合立隠岐病院麻酔科　助永親彦

- ●心理的安全性を確保する
- ●役割分担を明確にする
- ●看護師教育にも積極的に関わる

手術室看護師との連携を強化するために

　著者は島根県の離島にある隠岐病院という、115床の小病院で勤務しております。隠岐病院のような特殊な医療環境においては特に、手術室看護師と麻酔科医の連携強化は、患者ケアの質と安全性を高めるために重要になってきます。この連携を強化するためには、役割分担の明確化、看護師教育の特化と適応、自発的な学習の奨励、そして互いの業務への理解とリスペクトが不可欠です。さらに、心理的安全性の確保も重要な要素として挙げられます。もちろん大病院においても同様のことが重要になります。

▌ポイント1　心理的安全性の確保

　手術室での心理的安全性は、患者ケアをより安全に行うために必要な概念です。
　米国テキサス州のレベル1トラウマセンターで行われた研究によると、手術チームのすべての役割において心理的安全性が重要であり、相互尊重の環境を構築することが基盤となります。

▌ポイント2　役割分担の明確化と相互理解

　隠岐病院では看護師が麻酔関連業務の一部を担当しており、これらの役割を麻酔科医が正確に理解し、適切なサポートを提供することが重要です。

地域や施設の環境に応じた特性を相互に理解しておくことが重要です。

▶ ポイント3　看護師教育の特化と適応

看護師向けの教育は、看護師のニーズに応じた内容であるべきです。看護師向けの教育プログラムは医師向けの内容とは別に設定すべきです。

看護師の視点に立って、どのような役割が求められているのかを整理する必要があります。

▶ ポイント4　自発的な学習と自己分析の奨励

看護師は、自らが学ぶべき内容を自覚し、分析する能力を育てる必要があります。麻酔科医は、看護師が主体的に学ぶためのサポートを提供することが重要です。

学ぶことを楽しいと感じ、それを現場で活かせる喜びを感じてもらうことが重要です。

▶ ポイント5　互いの業務への理解とリスペクト

効果的なチームワークのためには、相手の専門性を理解し、意見交換を通じて協力し合うことが不可欠です。

心理的安全性の確保、役割分担の明確化、看護師教育の特化と適応、自発的な学習の奨励、そして互いの業務への理解とリスペクトは、手術室における麻酔科医と看護師の連携を強化し、患者の安全とケアの質を高めるために重要です。これらを通じて、医療チームとしての協力と効率性が向上し、患者ケアにおいてより良い結果をもたらすことが期待されます。

参考文献・図書・HP

1) Lin MW, et al. Moving beyond teamwork in the operating room to facilitating mutual professional respect. Proc（Bayl Univ Med Cent）2022；36：45-53.

2-2 外科医との連携を学ぶためには

隠岐広域連合立隠岐病院麻酔科　助永親彦

専攻医が意識すること

- ワンチームとしての意識をもとう
- カンファレンスに積極的に参加しよう
- 緊急時のシミュレーションをしよう

外科医と麻酔科医の連携を強化するために

外科医と麻酔科医の連携は、手術の成功と患者ケアの質を高めるために不可欠です。Cooperらはこの連携を強化するためには、共通の課題への取り組み、チームとしての意識、および心理的安全性の確保が重要であると述べています。

▶ポイント1　ワンチームとしての意識

離被架を挟んで区分けされる手術室での「術野」と「麻酔科ゾーン」は、ともすれば別の世界と感じてしまうこともあるかもしれません。しかし役割が違うだけで、同じ手術を安全に確実に行うという共通目的をもった一つのチームとして捉える必要があります。

オペ開始前のタイムアウトは、チームの一員としての意識を持つうえで重要です。

▶ポイント2　カンファレンスへの積極的参加

外科主催のオペカンファレンスへの麻酔科医の積極的参加は、相互理解を深め、チームワークを強化します。麻酔と直接関わりのない部分もあるかもしれませんが、単に医学的情報の共有という観点からだけではなく、チーム力向上という目的を持つと良いかもしれません。

Cooper は、外科医と麻酔科医が互いの専門的要求と制約を理解し、共同で最善のケアを提供することを提案しています。

▶ ポイント3　共通の課題への取り組み

術後鎮痛という共通の課題については麻酔科医と外科医が共に取り組みやすい内容かもしれません。術後鎮痛は外科医に任せっきりで麻酔科医はノータッチ、あるいは全て麻酔科管理などと整理するのではなく、共通課題として共に理解を深め患者にとっての最善を目指すことが重要です。

ICT 活動における SSI（手術部位感染）のサーベイランスや、医療安全活動における安全な中心静脈穿刺の取り組みなど、手術以外の領域の活動を外科医とともに行うことで、外科医と麻酔科医の連携強化が期待できます。

Cooper の論文は、良好な関係性が安全で効果的なケアに不可欠であり、その結果として手術の成功率が高まり、患者の安全が確保されることを示しています。

▶ ポイント4　緊急時のシミュレーション

大量出血など術中の急変に対する対応のシミュレーションに外科医を取り込むことで、緊急時の協力体制を構築します。

これは、術中急変時の麻酔科医の役割を外科医に理解してもらうために有効です。

外科医と麻酔科医の連携を深めるためには、共通の課題への協力、チームとしての一体感の醸成、心理的安全性の確保が重要です。共通の目標に向けて協力し、互いの専門性を尊重することで、手術の成功率を高め、患者ケアの質を向上させます。また、互いの業務への深い理解を通じて、より効果的なチームワークが実現され、手術中の緊急事態にも迅速かつ効果的に対応できるようになります。

参考文献・図書・HP

1) Cooper JB. Critical Role of the Surgeon-Anesthesiologist Relationship for Patient Safety. Anesthesiology 2018；129：402-5.

2-3 研修医や後期専門研修医の指導法を学ぶ意義

隠岐広域連合立隠岐病院麻酔科　助永親彦

専攻医が意識すること
- 麻酔科のスキルはどの科に進んでも役に立つ
- 学修方法の進化をキャッチアップしよう
- 麻酔科だからこそ患者中心の思考を大事にしよう

初期臨床研修医や後期専門研修医への指導に関する論点

　麻酔科医として研修医や後期専門研修医を指導する際の重要なポイントは、医療の基本スキルの伝達、個人の経験に基づく指導、学習方法の進化への適応、シミュレーション教育の重視、そして患者中心の思考の促進です。

▶ポイント1　麻酔科医の基本スキルの伝達

　麻酔科医のコンピテンシーは初期臨床研修において重要であり、気道確保や循環管理などの基本スキルは全ての診療科において役立ちます。どの診療科に進むにしても、研修医にとって麻酔科医から学ぶこれらのスキルは必須です。

▶ポイント2　個人の経験に基づく指導

　麻酔科における手術麻酔の方法論は確定的でない部分が多く、個人の経験に基づく指導が重要です。ただし、過去の経験の共有は重要ですが、「昔ばなし」に終始しないように注意が必要です。

▶ポイント3　学習方法の進化への適応

　学び方は時代とともに変わっており、オンライン動画コンテンツの充実や、ChatGPTなどを活用した自分のペースに合わせた双方向的教材の開発が進んでいます。研修医にはこれらの新しい学習ツールを活用することを奨励します（表）。

表　AI 時代の新しい学び方

学習方法	テキストベース	動画ベース	ChatGPT ベース
特徴	-情報は主に書籍、論文、ウェブページなどのテキストから得られる。 -自己ペースでの学習が可能。 -詳細かつ深い情報提供が可能。	-視覚的、聴覚的な情報提供。 -インタラクティブな学習体験。 -映像による理解の促進。	-対話形式でのインタラクティブな学習。 -カスタマイズされた応答と情報提供。 -即時のフィードバックと質問への対応。
利点	-情報の精度と深さ。 -自習に最適。 -広範なトピックのカバレッジ。	-学習内容の視覚化。 -エンゲージメントの高さ-直感的な理解の促進。	-パーソナライズされた学習経験。 -対話による理解の深化。 -幅広い質問に対する迅速な対応。
制限・欠点	-インタラクティブ性の欠如。 -動機付けの低下の可能性。 -読解力が必要。	-長時間の視聴が必要な場合あり。 -オフラインでの利用が限られる。 -制作コストが高い。	-AI の理解度と応答の精度に依存。 -不適切な情報の提供のリスク。 -データプライバシーの懸念。
将来の可能性	-デジタル化によるアクセス性の向上。 -インタラクティブな要素の組み込み。	-VR/AR 技術との統合。 -よりインタラクティブな学習体験の提供。	-AI 技術の進化によるより高度なカスタマイズ。 -リアルタイムでの適応学習の実現。 -個々の学習スタイルへの適応。

◤ ポイント 4　シミュレーション教育の重視

　麻酔科医にとって、危機的状況の経験値を高めることが重要ですが、オンザジョブでの経験だけでは不十分になっています。シミュレーション教育は、オフザジョブトレーニングとしての役割を果たし、実際の緊急事態への対応能力を高めるために重要です。

◤ ポイント 5　患者中心の思考の促進

　麻酔科医は患者と直接話す機会が少ないですが、麻酔管理中に患者の代弁者として患者中心の思考で麻酔管理に取り組むことが重要です。
　研修医には、この患者中心の思考を育むことを強調します。

これらのポイントに基づき、麻酔科医が研修医や後期専門研修医への指導において特に重視すべきは、基本的な医療スキルの伝達、個人的な経験を共有しつつも学習方法の進化に適応し、シミュレーション教育を重視し、患者中心の思考を促進することです。これにより、研修医は麻酔科医としてのスキルだけでなく、全般的な医療スキルも向上させることができます。

15. 麻酔科医として生涯学習の意識をもとう

column

　自身の麻酔科医人生を振り返ると、医師4年目に大学院生活と並行して「困難気道管理（DAM）セミナー」に参加し刺激を受け、自施設に持ち帰るべきと感じました。その流れで日本医学シミュレーション学会のDAMインストラクターを取得し、あわせて超音波ガイド下中心静脈穿刺、処置時の鎮静の教育啓蒙活動にも参画しました。学位および専門医取得後は、声門上器具と術中神経モニタリングに関する研鑽を行い、自身で臨床研究を行うとともに、大学院生3名の学位取得をお手伝いしました。総括医長（いわゆる医局長）、関連病院の科長を経て、大学へ帰学するにあたり麻酔科リスクマネージャーに就任し、それを契機に医療安全に興味を持ちました。医療安全に関するさまざまな講習を受講後、現在は名古屋大学の最高質安全責任者（Chief Quality and Safety Officer：CQSO）養成研修に参加しています（なお受講料100万円超、自費）。そういえば40歳を過ぎてから、アメリカへ2年間の研究留学もしました。この過程でお金はほとんどなくなりましたが、お金は経験に替えました。この変化の絶えない時代の中では、何歳になっても、日々、学びが絶えないと感じています。

　医師の中には専門医や学位をゴールと考える方も多いようですが、それらはやりたいことをやるための入口に過ぎません。「一定の（最低）水準をクリアした」ことを担保する指標の1つだと考えています。専門医を持っていることが、麻酔科医の技量や人柄を証明するものではないことは、麻酔科医として肌で感じていることでしょう。同じく学位は、自立して研究を続けていくための入場券です。専門医/学位を取りたいから取る、あるいは取れるうちに取る、それでもいいと思います。さらに踏み込んで、**専門医/学位やさまざまな資格を取ったうえで、何がしたい（できる）のかを考え、中長期的な計画を思い描くことで、自然と生涯学習の流れができます**。それによって人生の可能性は広がり、人生は豊かになるのではないでしょうか。学修は必ずしも医学に限らず、経営、公衆衛生、統計などなんでもよいと思います。

　株式市場への投資は流行っていますが、自己投資はバカにされる風潮があります。自己投資する意義はさまざまだと思いますが、株と違って、仮にうまくいかなくても、自分の人生の無駄にはなりません。日々、自分を磨き上げることによって、いつの間にか自分だけでなく、周囲にもいい影響を与えることができるようになるはずです。

（古谷　健太）

2-4 持続可能な勤務のために休息・マインドフルネスの意義を理解する

新潟大学医歯学総合病院麻酔科　古谷健太

専攻医が意識すること

- レジデントの3割程度が燃え尽き症候群を経験します
- 趣味や気分転換、休息の時間をとることが大切です
- いい仕事をするためにも、しっかり休みましょう

休息をとる意義を考えてみよう

近年、手術需要が高まり、麻酔科医は手術麻酔への貢献を強く求められています。加えて、デジタル化の恩恵により生活が豊かになる反面、在宅でも仕事が可能となることにより、公私の線引きが曖昧になってきています。これらはストレスを増加させ、麻酔科医を含む医療従事者の燃え尽き症候群につながる可能性があります。

▶ポイント1　燃え尽き症候群とは

燃え尽き症候群は、情緒的消耗感、脱人格化、個人的な達成感の減少という症状で特徴づけられます。麻酔科医においては、報告によってばらつきが大きいものの、**麻酔科研修1年目にレジデントのおよそ20～30％程度が燃え尽き症候群を経験する**と推定されます。長い労働時間（超過1時間あたり、リスク3％増）や借金の存在は、医師の精神状態に悪影響を及ぼします。

▶ポイント2　燃え尽き症候群の予防と対策

その対策として、組織的介入（リスケジューリング、勤務時間の削減など）と個人的介入（マインドフルネスコースの受講、ストレス管理スキル/コミュニケーションスキルの習得など）があります。どちらかといえば組織的介入の

持続可能な勤務のために休息・
2-4 マインドフルネスの意義を理解する

ほうが有効とされますが、個人的介入も効果があります。**マインドフルネスと
は、ざっくりと言えば、現在の自分に起こっていることに注意を向け、客観的
に自身の状態を認識することです**（iPhone をお持ちの方は、ヘルスケアアプ
リに該当する項目がありますので、試してみてください）。ワークライフバラン
スを維持することは、燃え尽き症候群を予防するためにも必要です。仕事が
つらい人はもちろんのこと、仕事が面白くて仕方がない人も含めて、趣味や気
分転換、そして何よりも休息の時間を持つようにすることが充実した麻酔科医
生活を送るために必要です。休むのも仕事、言い換えれば**「いい仕事をするた
めには、しっかり休むことも必要」**なのです。

参考文献・図書・HP

1) Chong MYF, et al. Burnout in anaesthesiology residents：A systematic
   review of its prevalence and stressors. Eur J Anaesthesiol 2022；39：368-77.
2) Sun H, et al. Repeated Cross-sectional Surveys of Burnout, Distress, and
   Depression among Anesthesiology Residents and First-year Graduates.
   Anesthesiology 2019；131：668-77.

2-5 手術室管理を学ぶ

新潟大学医歯学総合病院麻酔科　渡部達範

- 手術室はリソースの限られた共同利用の場です
- 手術室のコントロールは麻酔科医が行うべき
- 術者がいなければ手術は始まらないが、術者の意向のみで予定を決めてはいけない
- 超緊急手術に備えて空き部屋を一つ以上確保しておく
- 使用部屋の希望を聞きすぎない、どの部屋でもどんな手術もできるように工夫する
- 各科の器具が何セットあるかを把握しておく

手術室の効果的な運営ができるようになろう

▶ポイント1　手術室はリソースの限られた共同利用の場です

　各病院の手術室は「ハコ」として限りがあります。また機械出しや外回りを行う看護師の数にも限りがあります。さらに、一般的には外科系各科の専用部屋・専用人員がいるわけではない共同利用の場であるため、そのコントロールを行う必要があります。

▶ポイント2　手術室のコントロールは麻酔科医が行うべき

　手術室のコントロールは外科系医師と同業である医師、特に麻酔科医が担うべきと考えます。麻酔科医は所属施設の手術室で行われている手術をもっとも多く見ることのできる医師であり、その経験をもとに症例の入室順を決定します。緊急症例では同じ疾患でも個々の症例で緊急度が異なるため、執刀医との話し合いは重要ですが、話をしていると実は執刀医の用事のために手術を急ぎたいだけということもしばしばあります。もちろん可能な限り配慮すべきとは

2-5 手術室管理を学ぶ

思いますが、麻酔科医を含めた手術室スタッフに不要な労働を押し付けてしまうことになりかねないため執刀医と対等に話し合えるだけの知識を有しておく必要があります。

▶ ポイント 3　術者がいなければ手術は始まらないが、術者の意向のみで予定を決めてはいけない

　準緊急手術など翌日以降に待機的に行える手術の場合、手術室の空いている時間・部屋に予定を組むのが効率的です。この際ネックとなるのは術者の「外来」です。多くの病院では外来は午前中となっていることが多く、外来がないところに予定手術が組まれているため、準緊急手術など枠外で施行しなければならない手術は午後に集中しやすくなります。どうしても動かせない外来もありますが、中には担当を変更できる外来もあります。術者の都合ももちろん考えなければなりませんが、意向を聞きすぎて、空き時間が生じすぎるのは問題です。事前調整を行い、お互いに妥協できる点を探す必要があります。

▶ ポイント 4　超緊急手術に備えて空き部屋を一つ以上確保しておく

　超緊急手術が生じたときに「ハコ」がないと、確実に対応ができません。そのためには**空き部屋を設けておく必要があります**。内科系の院長、理解できない外科医、事務員などは空き部屋があるなら手術を入れろと言ってくることもあるでしょう。どのような機能の病院かによって考え方は異なりますが、超緊急手術に対応すべき病院では空き部屋を設けることは必要です。

▶ ポイント 5　使用部屋の希望を聞きすぎない、どの部屋でもどんな手術もできるように工夫する

　××科は〇番部屋など決まっている施設もあろうかと思います。また腹腔鏡下手術などでは配管の関係などで特定の部屋でしかできない場合もあります。しかし、これらのことは効率的に手術室運営を行うためにはあまり望ましいことではありません。個人的にはどの手術室も同じ設備・同じ広さである方が運営のためには望ましいと考えておりますが、既存の手術室では簡単には部屋の改造は難しいかと思います。できるだけ画一化できるように事前の工夫（腹腔鏡下手術ができるように二酸化炭素のボンベを用意しておくなど）をしておく

129

ことが重要です。

◣ポイント6　各科の器具が何セットあるかを把握しておく

特に緊急・準緊急手術を組むときに重要になります。人手はあるけど器具がないということも多々あります。麻酔科医だけで把握するのは非常に困難ですので、看護師・臨床工学技士と協力してチェックするシステムを作ることが望ましいと思います。

16. 麻酔科医として学術活動の意識をもとう

　明日の症例に関して困ったとき、何を参考にしますか？　症例報告、原著、系統的レビュー、成書、Wikipedia、ソーシャルメディア、AIシステムなど、さまざまな媒体が使用できる時代になっています。それでは、それらのツールは何を基盤にして出来上がっているのでしょうか？

　「症例報告なんて業績にもカウントされないからなぁ…」などと言っていても、いざというときに頼りになったのは、たった一編の症例報告だった、という経験はありませんか？　大学病院のような医育機関では、早朝や休日に集まって、よくわからない術前・術後の症例検討や研究発表を見せられ、嫌々＋眠気と闘いながら参加していますよね。しかし、なんとなく聞いていたことが、いつの日か「あ！あの時○○が話していたやつだ！」という耳学問エピソードに変わることもあります。

　学会発表や論文の執筆は、点数稼ぎのために存在しているのではありません。あなたが学会発表することや学術論文を書くことが、世界のどこかにいる誰かの役に立っているかもしれません。自身が学んだことを形にすることで、自分の知らないところで、何人もの医療従事者や患者を助けているかもしれません（ただし感謝を直接伝えられることは、ほとんどありませんが）。

　また、学会発表したことがない人がほかの人の学会発表を指導できるでしょうか？　いざ発表する際には、皆がわかりやすい（眠くならない）、メッセージ性のある（時間の無駄だったと思わせない）プレゼンテーションができているでしょうか？　聴衆や読者の立場に立って、プレゼンテーションを組み立てることで、自分の頭の中も整理されます。整理された結果として、次のステップが何か、次第に見えてきます。

　われわれが歩んできた道、あるいはいま歩んでいる道は、誰かが舗装してくれた道です。言い換えれば、われわれも後に続く人たちのためのよりよい道づくりをしてあげることができます。「ただの症例報告」を書くことからでさえも、自身の、後進の成長のためのタネが手に入ることがあります。そこから日々の臨床麻酔への向き合い方も、きっと、変化していくはずです。

（古谷　健太）

2-6 術後疼痛管理チーム育成のポイント

兵庫医科大学麻酔科学講座　植木隆介

専攻医が意識すること

- 術後疼痛管理チーム加算が2022年度から制度化された背景を理解しましょう
- 術後痛の遷延は、術後の早期離床・早期回復を妨げ、術後合併症の発生率を増加させます
- 術後疼痛管理に取り組むことで、周術期医療の発展、患者予後への貢献が期待できます
- Acute Pain Serviceとして長年の経験を持つ病院は全国にあり、関連学会等で専門的に学ぶ機会は多くあります
- 多職種連携がキーワードであり、特に病棟看護師との意思疎通、情報共有、コミュニケーションがより良い術後疼痛管理には重要です

術後疼痛管理チームの育成には、多職種連携、特に病棟看護師との連携が重要である

　術後疼痛管理チーム加算は、2022年度（令和4年度）の診療報酬改定から新設された制度です。周術期管理の質向上に、術後疼痛管理が特に重要であると医療制度上からも認められた結果と考えられます。その背景としては、術後疼痛管理チームの介入により、患者のQOL向上、術後合併症の減少、在院日数の短縮などの効果が報告されていることが挙げられます。これには、海外の文献や日本の施設などでも取り入れられてきた、各施設でのAcute Pain Serviceという存在の意義が大きいと考えられます。海外でAcute Pain Serviceとして認知されている術後疼痛管理の多職種からなる医療チームは、日本でもこれまで先進的な施設で独自に組織され、徐々に広まりつつありました。今回の改定、加算の新設により、この流れを促進することを目指すものと考えられます。術後疼痛管理の推進においては、麻酔科医のみならず、外科系診療科の主治

医、病棟看護師、手術室看護師、薬剤師、臨床工学技士、理学療法士など多職種の連携が重要であり、まさにチーム医療を実践できる１つの分野といえます（図）。

ポイント1

　麻酔科医は術後疼痛管理チームの要であるといえます。麻酔科医は術前、術中、術後疼痛および麻酔関連薬物による副作用の軽減を意識しながら麻酔管理を普段より行っています。そのため、術後疼痛管理チームのメンバーの中で中心的役割を担える立場にいます。日々の麻酔科業務で多忙ではありますが、知識と経験を生かせる重要な分野であることを認識して、院内の術後疼痛管理チームの活動（まだ制度化していない施設では立ち上げ）に協力をしていきましょう。

ポイント2

　現在の各施設でのシステムの良いところを生かしつつ、問題点を抽出して、さらなる改善をめざしましょう。術後疼痛管理チームの主要メンバーとして、麻酔科医、看護師、薬剤師、臨床工学技士がいますが、施設においてイニシアティブ（率先する人、主導する人）をとる人や職種は異なると思います。まず、このチームは医師、看護師、薬剤師、臨床工学技士からなる多職種で構成されなければならないことが特徴です。すなわち、これらの多職種で連携して、患者の疼痛管理に当たる医療チームというコンセプトが重要視され、加算の対象となっています。したがって、疼痛緩和に難渋するような高侵襲となる手術や疼痛閾値の低い痛みの訴えが強い患者の場合、より綿密な多職種間の連携、細やかな鎮痛薬の調整が重要と考えます。また、加算算定についての重要なポイントとして、以下のことが挙げられます。つまり、**術後 ICU で気管挿管、鎮静薬の持続的な投与がされており、患者とのコミュニケーションが不可能な場合には、疼痛管理チーム加算はその日は取れないなどの加算の算定に関する規定や情報の共有がチームとしてなされている必要があります。**

ポイント3

　病棟看護師は、担当患者を連続的、多角的に観察しているため、その意見は重要です。すなわち、呼吸状態や循環動態を含めたバイタルサイン、安静度、

体位変換、創部の状態、腸管運動、飲水・食事摂取量、尿や便の排泄、睡眠時間、悪心・嘔吐、頭痛、悪寒、不穏、せん妄、認知機能低下、発熱の有無、掻痒感、疼痛などあらゆる角度から評価を行っています。同時に、日中でも複数人、特に夜勤では多数の患者を担当することになり、優先度を考慮しながら担当しています。そのため、レスキューの施行も個人の経験・判断にゆだねられ、限界もあることを理解しましょう。**その中で術後疼痛管理チームの回診はあくまでもピンポイントになる場合が多いことから、情報共有とコミュニケーションとおのおのの立場を尊重した連携が特に重要と認識しましょう。**

▶ ポイント 4

病院の規模にもよりますが、規模が大きければ大きいほど、回診対象となる術後の持続的な鎮痛薬投与（持続静脈内投与、持続硬膜外、持続神経ブロック）の症例は増加します。すなわち、回診にかかる症例数が増加し、日常の手術室での麻酔科臨床業務と並行しようとするとかなり無理が生じます。所属の麻酔科の体制整備、術後疼痛管理チームの意義を理解してもらい、スタッフ間での協力体制の構築が重要と考えます。すなわち、麻酔科医が予定手術の複数の残存や緊急手術などで多忙なときには、術後疼痛管理チームの回診は難しくなってしまいます。したがって、このことを院内チーム立ち上げ時に理解をしてもらうように伝えておく必要があると思います。もちろん、日々すべての対象患者に術後疼痛管理チームの回診が行えるのが理想ですが、手術室で麻酔中の症例の安全確保は麻酔科医の重要な任務であります。術後疼痛管理チームの活動内容やメンバーに関しては、多職種と連携を行ったうえで、そのつど所属の麻酔科部内や院内で検討が必要であると考えます。

▶ ポイント 5

術後疼痛管理チームの回診や ICU、病棟各部署での術後患者に関する情報をまとめて、問題点を抽出し、今後の術後疼痛管理に役立てましょう。持続静脈内投与による術後鎮痛法では、オピオイドの副作用による術後の悪心・嘔吐（postoperative nausea and vomiting：PONV）、眠気、傾眠、ふらつき、かゆみ、便秘、呼吸抑制などが認められます。また、持続硬膜外鎮痛では、下肢のしびれや筋力低下（運動神経遮断）、血圧低下などがしばしば認められます。これらの術後の問題点に素早く対応し、かつ次回の症例に教訓を生かすために

は、臨床研修医や専攻医など若手で経験の少ない麻酔科スタッフと術後疼痛管理チームの麻酔科スタッフが情報共有をこまめに行う必要があります。そのためには、麻酔管理方法の工夫、改良や自己調節鎮痛（patient-controlled analgesia：PCA）が行える機材の購入など、機材、マンパワー、システム、教育体制（スタッフや看護師との連携を含む）などを、バランスを取りながら粘り強く整えていく必要があります。さらに、がん性疼痛で、術前からオピオイドが投与されている症例、線維筋痛症のような疼痛閾値の低下が予想される症例、骨盤内臓全摘術など高侵襲手術など、**特に疼痛管理が難しい症例では、術前からの主治医や病棟との情報共有、麻酔計画の検討に加え、緩和ケアチームやペインクリニック専門医との連携・相談が重要と考えます。**

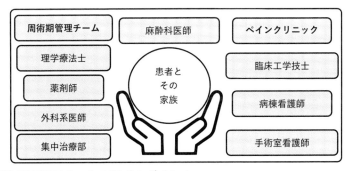

図　術後疼痛管理チームの育成のポイント
術後疼痛管理チームはチーム医療実践の1つのモデルとなる（図は1例）。

参考文献・図書・HP

1) Nasir D, et al. A survey of acute pain service structure and function in United States hospitals. Pain Res Treat 2011：ID 934932 8pages, 2011

看護師特定行為研修のポイント

兵庫医科大学麻酔科学講座　植木隆介

専攻医が意識すること

- 看護師特定行為研修に麻酔科医として、最大限に協力する姿勢が大切です
- 特定行為研修の看護師は現場での経験が少なくとも3年以上あり、中堅以上で、後輩を指導する立場にいることを理解しましょう
- 特定行為研修の指導に尽力することで、麻酔科医の良き理解者となる看護師が増加します
- 特定行為の全体像を理解し、個別の手技のポイントを指導できるように麻酔科医も研鑽、工夫を行いましょう
- 特定行為の全体像を把握し、深く学習することで、自分や研修者の双方のレベルアップ・相互理解が期待できます

看護師特定行為研修のポイントとして、全体像と個別の手技の両方の理解が望まれます

　個々の特定行為研修の担当看護師の経験年数、所属部署での実務経験など、個人情報（プライバシー）に差し支えない範囲で、得意な分野を知ることは、より良い指導につながる可能性があります。ただし、個人情報保護への注意は重要です。そのため、研修対象者を選ばない指導体系の構築も重要です。すなわち、一連の指導において、必ず伝えたい知識の教示、手順のポイントの理解度や実地研修での手技の確認、振り返り（デブリーフィング）、研修生のフィードバックがそれぞれに必要と考えます。

　著者の経験に即して、特定行為研修を指導する際に気を付けることを以下のポイントにまとめます。

2-7 看護師特定行為研修のポイント

▶ ポイント 1

　特定行為研修をうける看護師には、医療現場で 3〜5 年以上の経験を有する必要条件があります。すなわち、**対象者が中堅以上の看護師であることを鑑みると、双方向性の指導形態は重要と考えます。**ここで、指導者から研修生への指導、いわゆる講義（レクチャー）やシミュレーターでの実習・教育、実地での準備から実施、振り返りにいたる過程を考えます。講義の後に、研修生の理解度や手技をチェックする一方向のみの教育だけではなく、研修生が抱く手順や手技に対する疑問・質問、手技成功のポイントについて、双方向性のやり取りを重視した指導体系は、双方にとって良い効果や指導者の指導力向上が期待できます。

▶ ポイント 2

　指導するためには、普段何気なく行っている手技をより深く学ぶ必要があります。例として、観血的動脈圧測定のための動脈カテーテル挿入や動脈血ガス分析の採血手技が挙げられます。

　尺骨動脈が尺骨神経と伴走していることが多いことや、橈骨動脈は橈骨神経や正中神経と比較的離れている場合が多いこと、比較的浅いところを走っており、圧迫止血がしやすいなどが予備知識となります。このように、上肢では解剖学的な理由から橈骨動脈を第一選択とする理由があり、このようなことも伝えられると研修生の手技全般に対する理解が深まると考えます。

▶ ポイント 3

　侵襲的処置では、合併症についての知識、対応策の教育・確認が特に重要となります。ここで、日本麻酔科学会の特定行為パッケージの研修内容を図に示します。つまり、侵襲的処置や処置後の管理・調整を行う場合、その処置や調整の状況がうまくいかない場合、どのような対処をどのタイミングでとるかが重要となります。例として、動脈カテーテル挿入では、挿入がうまくいかない場合、血腫形成、血管攣縮を引き起こし、さらに挿入が困難となる悪循環に陥ることを理解しておく必要があります。対策として、超音波装置（リニアプローブ）を用いて、橈骨動脈の走行や動脈内腔の径の確認などを行うことも良い試みと考えます。穿刺困難な状況を把握できれば、早期に医師に応援を依頼

137

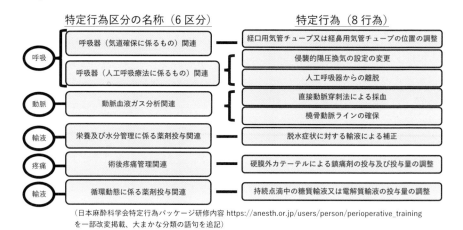

図　日本麻酔科学会 特定行為パッケージの研修内容

するなどの対応ができると考えます。

▶ポイント4

　看護師の専門的な資格については、種類がいくつかあり、最低限理解しておく必要があります。具体的には特定看護師（特定行為研修修了看護師）のほか、認定看護師、専門看護師、診療看護師などの専門的な資格があります。分野別に専門化されています。そのほか、認定看護師教育課程の看護師が、関連する分野の特定行為研修も合わせて受講することがあります。つまり、2019年2月に認定看護師制度が改正され、2020年度から特定行為研修を組み込んだ教育（B課程教育）が開始されています。また、認定看護師教育課程では、実務研修が通算5年以上（うち3年以上は認定看護分野の実務研修あり）の中堅以上のスタッフであることを認識し、現場で培った能力や経験を尊重する姿勢も大切です。

▶ポイント5

　手順書を確認する。特定行為での手順書とは、看護師への医師が作成する指示書といえるもので、厚生労働省のホームページより、特定行為に係る手順書例集を確認することができます。手順書がないと特定看護師であっても、特定行為はできません。手順書の記載事項は以下の通りです。患者の病状の範囲、

診療の補助の内容、当該手順書に係る特定行為の対象となる患者、特定行為を行う時に確認すべき事項、連絡体制と報告の方法などです。研修の指導者も手順書例や実際の施設の手順書を確認して流れを理解しておくべきといえます。

参考文献・図書・HP

1) 月岡悦子．特定行為修了者の看護師としての役割と活動の支援について　特定行為研修修了者を支援する行政の立場から．医療 2022；76：433-9.
2) 今井晋二．【医師の働き方改革　総チェック】働き方改革の手法　特定行為看護師による外科系医師のタスク・シフト．臨床整形外科 2023；58：75-84.
3) 木澤晃代．【特定認定看護師の活躍】総論　特定認定看護師への期待．看護 2023；75：20-3.
4) 滝　麻衣．周術期・周麻酔期看護をとりまく医療・看護制度の変遷と展望．日本手術医学会誌 2023；44：221-5.

2-8 救急救命士指導のポイント

香川大学医学部地域医療共育推進オフィス　駒澤伸泰

- 救急救命士の学修背景を把握して指導すると効果が上がります
- 救急救命士の業務内容をイメージしてフィードバックすると教育効果は上がります
- 救急救命士に気管挿管で難渋した経験を聞き、共感することで、深く考えるきっかけになるかもしれません

救急救命士の業務内容と使命を知ることで「教え方」が変わる

　救急現場での気管挿管は、手術室の実習環境とは異なります。一般的には、床の上で気管挿管を行う必要があることが多く、その状況は直射日光下や暗闇といった条件下でも発生する可能性があります。さらに、傷病者の嘔吐物などで喉頭展開や声門視認が難しいこともあります。要するに、救急現場で十分に対応できる気道管理スキルを維持するためには、手術室での気管挿管実習に加えて、＋αの技術を向上させるための教育システムが必要とされています（図）。

　これまでに数十人の救急救命士への気管挿管指導を行ってきました。その経験から感じたことと注意すべき点を以下に述べます。

ポイント1

　麻酔科内で日本麻酔科学会が作成した「救急救命士気管挿管・ビデオ硬性喉頭鏡による気管挿管実習マニュアル」を共有します。20年前からの救急救命士挿管実習の経験を元に、症例選定やインフォームドコンセントについて詳細に記載されています。初期臨床研修医への気管挿管指導とは異なることを意識

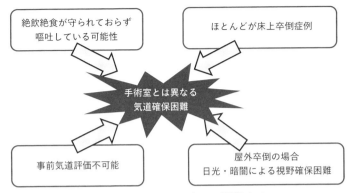

図　救急救命士の気道確保状況をイメージして指導する

してもらいましょう。

▶ ポイント 2

　救急救命士の心理的安全性を保ち、振り返りの時間を確保することも非常に重要です。初回の認定の場合に 30 症例を経験しますが、最初は反省点が多いと思います。しかし、われわれもそうであったはずです。1 症例、1 症例について「このプロセスを改善してみてはどうか？」と伝え、手術室を離れた心理的に安全な環境（休憩室・自宅など）で改善点を考えてもらうのはいかがでしょうか？

▶ ポイント 3

　救急救命士の教育体制・学修者変化を理解する。救急救命士の教育というとわれわれ医師を超えるスパルタな雰囲気がありました。しかし、近年ではパワーハラスメントの側面も取りざたされており、新たな教育体制を模索しているところもあります。個人的には、こちらが医療安全上の注意を厳しく行った場合に反抗するケースや失敗例を認めようとしない事例も経験しました。学修者として不適切と感じた場合は、事実を麻酔科責任者とメディカルコントロール側の実習責任者と共有し、善後策を講じましょう。

▶ ポイント 4

　初回認定だけでなく、更新やビデオ喉頭鏡実習で来られる方もいます。そし

て、指導する麻酔科専門医が救急救命士よりもはるかに若いこともあります。その際に、初期臨床研修に対するように接するとトラブルになりかねません。その際にも「出来ている部分を出来ていると認めた後、改善すべき点を丁寧に伝える」姿勢で接すれば、実習している救急救命士の心理的安全性を保ち、経験型学修原理を発動できるでしょう。

▲ ポイント5

　学修者の背景を理解し、その到達レベル（すでに現場で 10 年以上気管挿管しているなど）を把握したうえで、接することが重要です。彼らがある程度訓練を積んだプロであるという姿勢が学修者の心理的安全性を保つことにつながると思います。また、救急現場での気管挿管に関して意見交換することで、信頼関係も増し、双方にとって有用な教育・学修経験になると考えます。

17. 麻酔科医として海外留学の意識をもとう

column

　「医局に入らないで、海外留学？　どうやって？」「医局なしで、PhD と MPH？　どうやって？」著者がよく聞かれる質問です。いつもは「単なるラッキーです」とお答えしていますが、このコラムでは、普段お答えしない考えを記載してみたいと思います。

　海外留学にしろ、学位にしろ、結局は人との繋がりが重要なのです。医局にいれば、「留学先はここね」とあっさり繋がりができることもあるでしょう。それがない場合、どうするか？　視点を変えてみましょう。「繋がりがないなら作ればよい」と。

　40 歳を目前にし、「海外留学先を決めねば」と思った著者は、自分の研究分野の大御所達に連絡を取りました。幸い、一緒に論文を書いた大御所達は、快く留学先を紹介してくれました。ポイントは、「ちゃんと仕事ができます！　とアピールできていること」で、論文を一緒に書いた事実は大きなメリットとなります。結局、6 か所のラボを紹介いただき、カリフォルニアの Scripps 研究所に留学しました。よく「履歴書を送りまくる」「海外学会で質問し、留学の約束をする」という方法も見かけます。それは否定しないし、すごいと思いますが、「全く知らない人よりは紹介された人」を優先するのは人情かと思います。

　留学先での失敗や苦労は必ず起こりますが、著者はこれらが人間を成長させると考えます。基礎研究をほぼやったことがなかった著者は、ラボの初日にピペット操作から教えてもらいました。同僚は内心「とんでもない素人が来た」と思ったことでしょう。しかし、最後には後輩を指導していました。結局、人生とは「①目標を定める、②自分の位置から目標までの距離を測る、③それらをいくつかのステップに分ける、④ステップを 1 つずつこなし、最短で目標に到達する」ことの繰り返しです。留学を計画し、無事に遂行することはその絶好のトレーニングです。留学した先生達が一回り大きく見える理由は、そんなトレーニングを積んだからなのです。

（前田　琢磨）

143

鎮静医療安全教育のポイント

香川大学医学部地域医療共育推進オフィス　駒澤伸泰

- ●鎮静医療安全の推進には多職種連携が不可欠です
- ●麻酔科医は鎮静医療安全に大きく貢献できます
- ●麻酔科医が鎮静医療安全に関係する際は「支援」する姿勢が必要です

鎮静医療安全の向上における麻酔科医の役割

　著者はこれまで、麻酔科の有志達とともに、鎮静に関わる多職種を対象とした鎮静実践セミナーを開発および運営してきました。鎮静実践セミナーでは、受講生の鎮静医療安全に対する、個人および組織での行動改善の意識向上を行っています。各施設での医療安全改善には、鎮静実践セミナーを受けた個人だけでは不十分で**鎮静に関連する部署全体の意識変化、すなわち多職種連携によるコンセンサス形成が重要**です。

▎ポイント1

　所属施設内外でさまざまな多職種連携教育に携わってきた経験からは、①職種間の違いに意図的に目を向け、②体験と対話を通して互いの理解を促進し、真の意味で多職種連携につないでいくためには、院内での多職種参加型鎮静トレーニングが必要だと思います。

　15年に渡る鎮静医療安全教育において、もっとも痛感したことは、「手術室の正論を手術室外に求めても意味はない」ということでした。われわれ麻酔科医は、麻酔導入において、一気に覚醒状態から全身麻酔状態に患者を移行し、呼吸・循環管理を行います。一方、鎮静の観点からは、検査時は軽度鎮静を至適深度として、処置時は中等度鎮静を至適な深度と設定されることが多いです。そして、深い鎮静から全身麻酔に陥ってしまうとそれは鎮静管理の観点か

2-9 鎮静医療安全教育のポイント

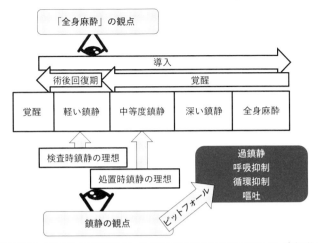

図1 鎮静深度に関する麻酔科医と非麻酔科医の認識の差をまず意識しましょう
(駒澤伸泰.多職種で創出する鎮静医療安全―麻酔科医による「支援体制」の重要性―.臨床麻酔 2024 より一部改変掲載)

らはすでに緊急事態なのです(図1)。

ポイント2

　鎮静に関わる多職種連携を考慮した場合でも、麻酔科医や救急医は急変時対応において大きく関与しますが、通常時は関与しません(図2)。われわれ麻酔科医が鎮静医療安全に関与する場合、このような鎮静関連部署の現状を把握する必要があるでしょう。例として、消化器内視鏡であれば、1日の予定患者数、鎮静薬物のルーチン、カプノグラムの数、回復室の設備と人員配置をイメージせずに、ガイドラインにおける理想を述べても受け入れられることはないでしょう。あくまでも、**われわれ麻酔科医は鎮静に実務的に関わる医療者の連携を「支援する」立場である**ことを忘れてはなりません。

　鎮静医療安全における麻酔科医の役割は、鎮静関連部署の多職種協働に対する支援であるといえます。**他診療科、他部署の医療環境を把握し、支援する姿勢こそが院内全体の鎮静医療安全を向上させる**でしょう。

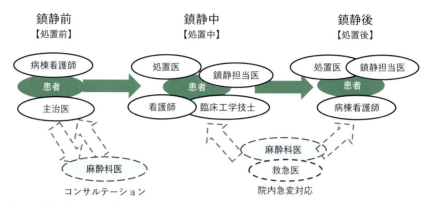

図2 鎮静医療安全構築における麻酔科医の役割

(駒澤伸泰．多職種で創出する鎮静医療安全―麻酔科医による「支援体制」の重要性―．臨床麻酔 2024 より一部改変掲載)

参考文献・図書・HP

1) 駒澤伸泰ほか．教育工学に基づいた鎮静トレーニングコース（SED 実践セミナー）の改良〜模擬患者を用いた評価型シナリオの導入〜．麻酔 2017．
2) 駒澤伸泰ほか．院内鎮静トレーニングの意義 - 多職種連携推進におけるシミュレーション教育法の有用性．日臨麻会誌 2019．
3) 駒澤伸泰．多職種で創出する鎮静医療安全―麻酔科医による「支援体制」の重要性―．臨床麻酔 2024．

麻酔科医の「学び方」
―未来のエキスパートを目指して―

2024 年 9 月 30 日　第 1 版第 1 刷発行

定価 4,620 円（本体 4,200 円＋税 10％）

編集者　駒　澤　伸　泰
発行者　今　井　　　良
発行所　克誠堂出版株式会社
〒 113-0033　東京都文京区本郷 3-23-5-202
電話　(03) 3811-0995　振替 00180-0-196804
URL　http://www.kokuseido.co.jp

ISBN978-4-7719-0596-2　C3047　￥4200E　　　印刷　株式会社 新協
Printed in Japan ©Nobuyasu KOMASAWA, 2024

・本書の複製権・翻訳権・上映権・譲渡権・公衆送信権（送信可能化権を
　含む）は克誠堂出版株式会社が保有します。
・本書を無断で複製する行為（複写，スキャン，デジタルデータ化など）は，
　「私的使用のための複製」など著作権法上の限られた例外を除き禁じられ
　ています。大学，病院，診療所，企業などにおいて，業務上使用する目的
　（診療，研究活動を含む）で上記の行為を行うことは，その使用範囲が内
　部的であっても，私的使用には該当せず，違法です。また私的使用に該当
　する場合であっても，代行業者等の第三者に依頼して上記の行為を行うこ
　とは違法となります。

・ JCOPY ＜（社）出版者著作権管理機構　委託出版物＞
　本書の無断複写は著作権法上での例外を除き禁じられています。複写さ
　れる場合は，そのつど事前に（社）出版者著作権管理機構（電話 03-5244-
　5088，Fax 03-5244-5089，e-mail：info@jcopy.or.jp）の許諾を得てください。

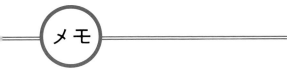